David Feinstein / Peg Elliott Mayo
Zeit des Lebens – Zeit des Sterbens

David Feinstein / Peg Elliott Mayo

Zeit des Lebens
Zeit des Sterbens

Rituale für den Umgang mit der eigenen Sterblichkeit

Mit einem Geleitwort von
Daniela Tausch-Flammer

Kösel

Übersetzung aus dem Amerikanischen von Helga Fuchs-Entzminger, Rhodt unter Rietburg.
Die Originalausgabe erschien unter dem Titel »Mortal Acts. Eighteen Empowering Rituals for Confronting Death« bei Harper San Francisco, a division of HarperCollins Publishers, Inc., USA.

ISBN 3-466-30399-0

Published by arrangement with HarperCollins Publishers, Inc.

Druck und Bindung: Kösel, Kempten
Umschlag: Kaselow Design, München
Umschlagmotiv: Mark Penberthy

1 2 3 4 5 · 00 99 98 97 96

Gedruckt auf umweltfreundlich hergestelltem Werkdruckpapier (säurefrei und chlorfrei gebleicht)

Inhalt

Für Patrick – er wäre sehr erstaunt!

Und zur Erinnerung an Fred – Garnets Mann und Donnas Vater –, der uns den Mut und das Lachen ebenso nahebrachte wie das wirkliche Sehen.

Zum Geleit

Mancher Leser oder Käufer wird beim Anblick dieses Buches vielleicht gedacht haben: Noch ein weiteres Buch über Sterben und Tod, zu der Vielzahl, die es schon gibt. Ob dieses Buch denn wirklich noch etwas Neues bringt?

Ja, meine ich, denn es spricht eine ganz andere, eine grundlegendere Ebene als die vielen anderen Bücher an. Es ist in der letzten Zeit viel über die Begleitung sterbender Menschen, die Hospizbewegung, Trauer und Tod geschrieben worden, aber kein Buch führt uns so zu uns selbst, zu unseren eigenen Ängsten, hilft uns, übernommene Vorstellungen zu hinterfragen und neue, tragendere und heilsamere Bilder aus dem eigenen Inneren zu entwickeln, wie das vorliegende.

Warum scheint mir die Auseinandersetzung mit der Angst vor dem eigenen Tod so wesentlich? Zum einen ist es meine Erfahrung, daß viele Probleme und Schwierigkeiten, die wir mit dem Tod anderer haben, mit unserer verdrängten Angst vor unserem eigenen Tod zusammenhängen. Gerade in der Sterbebegleitung zählt nicht, wieviel wir über eine »gute« Begleitung wissen, wie man was machen sollte, sondern wo wir selbst in der Begegnung mit unserer eigenen Angst stehen. Die eigene Angst kann uns, wenn wir mit der Realität des Todes eines anderen Menschen konfrontiert werden, gefangenhalten. Sie kann uns so lähmen, daß wir nicht so handeln können, wie wir es uns eigentlich wünschen würden: Zum Beispiel hoffen wir dann vielleicht, daß der andere nicht über seinen nahen Tod spricht, weil wir selbst ihn so sehr fürchten, oder wir erleben, wie wir den anderen »belügen«, wie wir ihm sagen, er sähe heute schon besser aus und daß es jetzt bergauf ginge, obwohl wir wissen, daß es nicht stimmt.

Zum anderen halte ich die Auseinandersetzung mit der Angst vor dem Tod für unser eigenes Leben sehr wichtig. Ich habe selbst erfahren, wie die Begegnung mit dem Sterben meiner Mutter mich »zwang«, mich mit meiner Angst vor ihrem, aber auch vor meinem eigenen Tod zu beschäftigen. Das war zunächst sehr schmerzlich, aber durch viele Gespräche, durch das Lesen vieler Bücher zu diesem Thema verminderte sich die Angst vor dem Tod und erstaunlicherweise auch die Angst vor dem Leben. Ich glaube, daß viele Ängste, die wir im Leben haben, mit der Angst vor dem Tod zusammenhängen und sich vermindern würden, wenn wir uns dieser Grundangst zuwenden.

Normalerweise versuchen wir, unsere Ängste zu verdrängen und wegzurationalisieren, so daß wir sie im Alltag gar nicht mehr bewußt spüren. Wir versuchen, unsere Endlichkeit durch eigene schöpferische Leistungen und Werke oder durch Kinder- und Familienkontinuität zu verwischen. Es soll auch noch nach unserem Tod etwas von uns dasein, so als ob wir dadurch gar nicht sterben würden. Die Todesfurcht ist oft auch Antrieb für die Anhäufung von weltlichen Gütern, als ob uns diese vor dem Sterben schützen könnten. Aber die Angst bleibt wie ein Sog unter der Oberfläche, schränkt unser Leben ein, raubt uns Kräfte und Unbeschwertheit. So wird die verdrängte Angst vor dem Tod oftmals zu einer Angst vor dem Leben.

Das Buch *Zeit des Lebens – Zeit des Sterbens* gibt uns als Leser vielfältige Möglichkeiten, uns der eigenen Sterblichkeit anzunähern. Mit sehr viel Einfühlungsvermögen und Kreativität regen uns die beiden Autoren durch Vorstellungsübungen zum Schreiben, Malen und Tanzen an, führen uns über Körperempfindungen zu uns selbst, zu unserem tiefsten inneren Wissen. Wir können erfahren, daß in den tiefsten Schichten unseres Wesens auch Hoffnung ist und daß wir Momente, in denen wir eine Ahnung von Ewigkeit hatten, alle schon erlebt haben. Die 18 Rituale, die jeder für sich allein durcharbeitet, ermöglichen neue Sichtweisen und führen uns

zu persönlicher Stärke und zu wachsender Gelassenheit angesichts des unausweichlichen Todes.
Für uns als Leser erfordert es jedoch den Mut und die Bereitschaft, sich mit sich selbst auseinanderzusetzen, auch schmerzliche Erinnerungen oder Ängste zuzulassen und durchzuarbeiten. Durch die Erfahrungsprotokolle zweier Personen, die die Rituale schon an sich erfahren haben, ist der Leser jedoch auf seinem Weg nicht alleingelassen. Auch lassen die Autoren uns als Leser sehr viel Freiraum, ermutigen uns, alle Gefühle zuzulassen, unterstützen uns in der Einsicht, daß es kein »Richtig« und kein »Falsch« gibt. Und selbst wenn wir nur einzelne Rituale durchführen oder das Buch nur lesen, kann es uns neue, wichtige Impulse geben.
Die Rituale führen uns durch unsere Ängste hindurch und ermöglichen uns neue, ungewohnte Sichtweisen: Mit den ersten sechs Ritualen umkreisen wir die Angst vor dem Tod, nähern uns an das Thema an und wagen es schließlich, uns der Angst gegenüber zu öffnen. Mit den folgenden drei Ritualen durchschreiten wir die Angst, indem wir uns in tiefer körperlicher Entspannung in Erlebnisse zurückversetzen, in denen wir tiefen Frieden und eine Ahnung von Zeitlosigkeit erfahren haben.
Dann geht es darum, die Todesangst und unsere friedlicheren inneren Bilder zu integrieren. Die Autoren wollen also nicht, daß wir die angstmachenden Bilder unterdrücken und »positiv denken«, sondern daß wir beide Anteile in uns – die Angst und unser inneres Wissen um die Zeitlosigkeit und Ewigkeit – zu neuen, tragenderen Bildern verknüpfen. Das Finden der eigenen inneren Bilder, der eigenen Todesmythologie setzt Kräfte in uns frei. Wir sind nicht mehr von vorgefaßten Modellen gefangen und eingeengt, sondern wir können uns auf das einlassen, was ist, wir können uns den eigenen Erfahrungen direkt stellen.
Im letzten Abschnitt geht es darum, daß wir unsere Erkenntnisse ganz konkret in den Alltag umsetzen und unsere Offenheit für weitere Veränderungen behalten. Vielleicht liegt

hierin der weitreichendste Lerneffekt dieses Buches: Wir bekommen nicht die Illusion: »Du hast dir jetzt eine Antwort erarbeitet, die ist sicher und auf der kannst du dich ausruhen«, sondern die Autoren fordern uns heraus, uns immer wieder mit unseren Bildern und Erfahrungen auseinanderzusetzen, wach und lebendig zu bleiben. Wir lernen, mit den kleineren Verlusterlebnissen anders, für uns heilsamer zu leben. Wir erleben also eine Veränderung der Eigenverantwortung im Umgang mit unserer Angst.

Mit der Durcharbeitung dieses Buches haben wir gleichzeitig Möglichkeiten erlernt, uns mit diesem Thema, aber auch mit anderen Themen hilfreich zu befassen. Es zeigt uns also gleichsam einen Weg, wie wir konstruktiv mit schwierigen Themen umgehen können.

Zeit des Lebens – Zeit des Sterbens ist eines jener Bücher, auf die wir immer wieder zurückgreifen können und bei denen wir bei jedem Durchlesen oder Durcharbeiten wieder neue Erkenntnisse gewinnen.

Das Buch mahnt und hilft uns, innezuhalten und den Tod als unseren Lehrmeister ins Leben mit einzubeziehen. Denn kaum etwas kann uns so sehr zu uns selbst führen wie die Auseinandersetzung mit dem Tod. Von daher empfehle ich dieses Buch sowohl beruflichen Helfern im Bereich der Begleitung sterbender Menschen als auch Menschen, die sich von Ängsten und alten, übernommenen Vorstellungen loslösen wollen.

Robert, einer der Personen im Buch, dessen Erfahrungsberichte abgedruckt sind, drückt es so aus: »Ich habe Angst vor einer wahren Begegnung mit ›Tod und Wiedergeburt‹, aber ich weiß keinen besseren Weg, bei der Suche nach meiner wahren Identität voranzukommen«.

Ich wünsche diesem wertvollen Buch viele Leser, die mit Mut und Offenheit den Weg zu sich selbst suchen.

Daniela Tausch-Flammer

Vorwort

Je gelassener und verständnisvoller wir dem Tod gegenübertreten, um so mehr entwickelt sich unsere Fähigkeit, ein erfülltes Leben zu führen. Seit den Anfängen der menschlichen Geschichte haben religiöse Gemeinschaften die Realität des Todes zum Anlaß für Besinnung und Reflexion genommen, um die Menschen auf Prinzipien wie Würde, Anstand und Harmonie mit der Natur einzustimmen. Aber ganz gleich, ob Sie selbst sich erst seit kurzem mit den existentiellen Dingen des Lebens auseinandersetzen oder ob Sie den Griff des Todes bereits auf Ihren Schultern spüren: Sie leben in einer Gesellschaft, die primitiv genannt werden muß, was die Vorbereitung ihrer Mitglieder auf die emotionalen und spirituellen Herausforderungen angesichts des Todes betrifft. Stanislav und Christina Grof drücken dies folgendermaßen aus:

»Der Sterbende in einer antiken oder vorindustriellen Kultur ist ... mit einem den Tod transzendierenden religiösen oder philosophischen System ausgerüstet und hat vermutlich eine gewisse Schulung in veränderten Bewußtseinszuständen, inklusive symbolischer Konfrontationen mit dem Tod, hinter sich. Das Nahen des Todes erfolgt in der Geborgenheit der Großfamilie oder des Stammes – manchmal sogar mit der Hilfe einer spezifischen, kundigen Führung durch die einzelnen Phasen des Sterbens. Die Situation des durchschnittlichen Westlers steht in fast jeder Hinsicht in scharfem Kontrast dazu.«[1]

Zeit des Lebens – Zeit des Sterbens will Hilfen anbieten, die es erlauben, sich mit diesem in unserer Kultur vernachlässigten Bereich zu beschäftigen. Das Buch bietet ein Arbeitsprogramm zur bewußten und konstruktiven Auseinandersetzung mit dem Tod. Es ermutigt uns zu einer anspruchsvollen und über das normale Maß hinausführenden Konfrontation mit der eigenen Sterblichkeit und fördert dadurch unsere Fähigkeit, mit den in der heutigen Welt unaufhaltsam fortschreitenden Veränderungen und zunehmenden Verlusten zu leben. In einer Zeit, in der alle Werte und Sicherheiten gefährdet sind, mühen sich überall auf der Welt Menschen darum, ihre Hoffnung aufrechtzuerhalten. Wenn es uns gelingt, mit unserer Sterblichkeit zurechtzukommen, dann entwickeln wir auch die Fähigkeit, uns all den anderen Verlusten zu stellen. Unabhängig davon, wie unsere Lebensumstände gerade aussehen, eine effektive innerliche Vorbereitung auf den Tod bereitet uns auch auf die »kleinen Tode« des Lebens vor: auf ein verlorengegangenes Ziel, auf den Verlust des Ansehens und der Sicherheit, den Bruch einer Beziehung, das Verpassen einer Chance. Ohne die Fähigkeit, sich auf Verluste einzustellen, verwandelt sich Trauer in Selbstmitleid statt in Weisheit, aus Angst entwickelt sich Verdrängung oder Panik statt kritisches Urteilsvermögen, und Ärger mündet in selbstzerstörerische Wut statt in erfolgversprechendes Handeln. Das Thema dieses Buches ist von grundlegender Bedeutung. Ein gelassenes Annehmen des Todes im Leben vermindert nicht nur unsere Ängste und Befürchtungen, es verschafft uns darüber hinaus ein unerschütterliches Gefühl der Freiheit, das unsere Herzen für tiefere Liebe, Freude und Dankbarkeit öffnet.

Der vorliegende Text ist eine gekürzte und überarbeitete Fassung des Buches *Rituals for Living and Dying*, das zwei eigenständige Programme zur Auseinandersetzung mit dem Tod einerseits und mit der Trauer andererseits anbietet. *Zeit des Lebens – Zeit des Sterbens* basiert auf dem ersten dieser beiden Programme, welches unter dem Titel »Entwicklung einer stärkenden Mythologie zur Auseinandersetzung mit dem Tod« vorgestellt wurde. Mythologisches Denken wurzelt in der menschlichen Fähigkeit, bedeutende Fragestellungen symbolisch anzugehen, und die Entwicklung einer kraftvollen

Mythologie für eine Auseinandersetzung mit dem Tod ist auf eine der wichtigsten Fragen überhaupt ausgerichtet. Die Beschäftigung mit einem so zentralen Thema wie dem Tod mit Hilfe einer persönlichen Mythologie ist ein gewaltiges und mutmachendes Unterfangen: Dies aber wird dem Menschen nicht durch die Evolution seiner Gene ermöglicht, sondern durch die Evolution seiner Mythologie. Unsere *persönliche Mythologie* über das Leben und Sterben – die tiefsitzenden Überzeugungen, Leitbilder und ungeschriebenen Regeln – übt einen verborgenen, aber dennoch äußerst wichtigen Einfluß auf die Entscheidungen aus, die wir tagtäglich treffen. Die Mythen einer Kultur wurden schon immer durch die alte, intuitive Kunst des Rituals weitergegeben, erneuert und gefestigt. *Zeit des Lebens – Zeit des Sterbens* wird Sie durch eine Reihe *persönlicher Rituale* leiten, die das Ziel haben, im Angesicht des unvermeidbaren leiblichen Todes und der Angst, die sich von der großen Ungewißheit herleitet, zu Stärke und Gelassenheit zu verhelfen. Rituelle Ausdrucksformen wurden und werden zu allen Zeiten der Menschheitsentwicklung und überall auf der Welt praktiziert und vereinen so die Menschheit bezüglich aller existentiellen Themen des Lebens: Geburt, Reifung, Bindung, Verfall und Tod. Indem das Ritual einen geheiligten Bezugsrahmen bietet, innerhalb dessen spontanes Handeln und Erkenntnis ermöglicht werden, kann es uns in der Weisheit altehrwürdiger Traditionen verankern und uns gleichzeitig Mut machen, kreative Wege zu gehen, die dem heutigen Leben gerecht werden.

Durch *kulturelle* Rituale wird die profunde Weisheit, die der jeweiligen Gesellschaft zum Verständnis bestimmter Ereignisse und zur Bewältigung der Übergänge von einem Lebensabschnitt zum nächsten zur Verfügung steht, dem einzelnen zugänglich gemacht; als Beispiel seien die Initiationsriten genannt, in denen einst die jungen Männer in die Überlebenstechniken eingewiesen wurden, die ein Jäger beherrschen mußte. Entsprechend führen *persönliche* Rituale – in unserem Verständnis des Begriffes – Menschen zu ihrer tiefsten *inne-*

ren Weisheit, die sie für zentrale Themen ihres Lebens eine Richtungsweisung erkennen läßt. In unserer Therapeutenarbeit geschieht es häufig, daß wir im Laufe einer Sitzung an einen Punkt gelangen, wo wir ein persönliches Ritual einführen, welches einem Klienten eine Erfahrung ermöglichen soll, die letztendlich zu der Entdeckung eines inneren Wissens führt, eines Wissens, welches dem Betreffenden weisere Entscheidungsmöglichkeiten aufzeigt. Nehmen wir als Beispiel einen Mann, der unfähig ist, seine Wut seiner Frau gegenüber unter Kontrolle zu halten. Wir können seine Herkunftsfamilie psychodramatisch nachbilden und ein »emotionales korrektives Erlebnis« ermöglichen, bei dem er ungelöste Konflikte bezüglich Ärger, Kontrolle und Aggression durcharbeitet. Da sich die persönlichen Rituale in unserem Buch mit dem Tod befassen, werden sie mit großer Wahrscheinlichkeit starke Reaktionen auslösen, die von Angst und Trauer über Sehnsucht nach Spiritualität bis hin zum Gefühl der Dankbarkeit für das Geschenk des Lebens reichen können. Diese Rituale bieten einen Rahmen für das Aufarbeiten von Angst und Trauer, für den Zugang zu Ihrem inneren Wissen um die Bedeutung des Todes, für einen Prozeß, in dessen Verlauf die Erkenntnis der Sterblichkeit Sie Ihre Prioritäten neu bedenken läßt, sowie für die Entwicklung eines Todesverständnisses, das Ihnen größeren Frieden und innere Kraft verleiht.

Durch diese Rituale werden überkommene Mythen in Frage gestellt und neue Sichtweisen ermöglicht. Indem die Rituale Sie an die Grenzbereiche Ihrer Existenz heranführen, erweitern sie Ihr Bewußtsein. Der Tod wird zum Hintergrund, vor dem die Möglichkeiten eines erfüllteren Lebens beleuchtet werden. Wir haben immer wieder eindrückliche Rückmeldungen erhalten, wieviel Trost und Einsicht durch das Programm initiiert wurden. Der Kreis derer, die unser Programm durchgeführt haben, reicht dabei von Einzelpersonen, die mit einer lebensbedrohenden Krankheit kämpfen, über Menschen, die sich in der Mitte ihres Lebens in einer Krise befinden, bis hin zu Beschäftigten in medizinischen und pflegerischen Berufen und zu ehrenamtlichen Hospizhelfern, für die das Programm Teil ihrer Vorbereitung war.

Mit Hilfe dieses Buches werden Sie sich mit Ihrer Sterblichkeit befassen, Sie werden die Mythologie untersuchen, die Sie sich zur Bewältigung dieses Themas zurechtgelegt haben, und Sie werden herausgefordert sein, ein entschlossenes und lebensbejahendes Todesverständnis zu entwickeln, das Ihnen hilft, Ihre individuellen Möglichkeiten optimal zu entwickeln. Diese Erkundung von Grenzregionen ist kein morbides Unterfangen, sondern kann im Gegenteil Ihr tägliches Leben bereichern und Ihnen in schwierigen Zeiten Trost spenden. Als die »eine wichtige Botschaft«, die sie mit ihrem Buch *Reif werden zum Tode* ihren Lesern vermitteln wollte, hielt Elisabeth Kübler-Ross fest, »daß der Tod nicht eine katastrophale, destruktive Angelegenheit sein muß. Vielmehr kann man ihn als einen der konstruktivsten, positivsten und kreativsten Bestandteile der Kultur und des Lebens ansehen.«[2] In dem Ausmaß, in dem Sie mit Ihrer Sterblichkeit ins reine kommen, kann sich ein verstärktes Zielbewußtsein, ein verändertes Ausmaß an Eigenverantwortung und eine vertiefte Beziehung zu Mitmenschen entfalten.

Wir sind in bezug auf dieses Projekt vielen zu Dank verpflichtet. An erster Stelle sind wir den Hunderten von Klienten Dank schuldig, die sich uns in unserer therapeutischen Arbeit über einen Zeitraum von zusammengerechnet mehr als einem halben Jahrhundert tief geöffnet haben und die uns durch ihre Auseinandersetzungen, Einsichten und Errungenschaften einen hervorragenden Einblick in menschliche Lebenswege gewährt haben. (Um eine Identifizierung zu verhindern, wurden außer in den entsprechend gekennzeichneten Fällen Namen und Details in unseren Fallbeispielen verändert.) Des weiteren kann unsere Dankbarkeit für Stanley Krippners weise Ratschläge und seine großzügige Unterstützung gar nicht überbetont werden. Ana Trelstad machte uns beim äußerst sorgfältigen Durchlesen des sich entwickelnden

Manuskripts Hunderte von konstruktiven Vorschlägen, die wir sehr zu würdigen wissen. Außerdem ist es uns eine große Freude, unsere Ehepartner – Donna und Don – zu nennen, die nicht nur eine eigenständige Freundschaft verbindet, sondern die auch in wunderbarer Weise für uns beide Toleranz aufbringen: Wir danken ihnen für die großartige Unterstützung, die sie uns bei der Geburt von *Zeit des Lebens – Zeit des Sterbens* zukommen ließen.

Einleitung

Der Tod ist ein Spiegel, in dem der ganze Sinn des Lebens reflektiert ist.[1]

Das Bewußtsein, daß der Tod nahe ist, kann bei einem Menschen paradoxerweise dazu führen, daß er sich in gesteigertem Maße dem Leben zugewandt fühlt. Abraham Maslow, einer der bedeutendsten Psychologen dieses Jahrhunderts, bezeichnete zwei Jahre nach einem beinahe tödlich verlaufenden Herzinfarkt die zwischenzeitlich vergangene Zeit als das »Leben nach dem Tod«. In seiner Betrachtung darüber, wie diese Jahre sozusagen einen Bonus, ein zusätzliches Geschenk darstellten, bemerkte er: »Wenn man mit dem Tod versöhnt ist, oder sich wenigstens recht sicher ist, daß man einen guten, einen würdigen Tod haben wird, dann verwandelt dies jeden einzelnen Augenblick eines jeden einzelnen Tages, weil der vorherrschende Sog unter der Oberfläche – die Furcht vor dem Tod – entfällt.« Im Leben nach der Begegnung mit dem Tod »wird alles doppelt wertvoll, bekommt eine durchdringende Bedeutung. Man wird von Dingen überwältigt, von Blumen, von Babys und von schönen Dingen – allein von der schlichten Tatsache, zu leben, zu laufen und zu atmen und zu essen und Freunde zu haben und miteinander zu reden. Alles erscheint einem schöner, nicht etwa weniger schön, und man bekommt einen viel stärker entwickelten Sinn für Wunder ... Die Konfrontation mit dem Tod – und das Erlebnis, einen Aufschub zu erhalten – läßt alles so wertvoll erscheinen, so geheiligt, so wunderschön, daß ich stärker als je zuvor das Bedürfnis verspüre, es zu lieben, zu umarmen und mich von ihm überwältigen zu lassen.«[2]

Menschen, die wie Maslow ihren Frieden mit der Unvermeidbarkeit des Todes geschlossen haben, neigen dazu, das Leben mehr zu genießen. In diesem Paradoxon liegt ein tröstlicher Rückschluß. Auch wenn diese Menschen den Zustand heiterer Gelassenheit dem Tod gegenüber erst in den allerletzten Jahren ihres Lebens erreichen, wie es bei Maslow der Fall war, oder sogar erst in den letzten Tagen (wie es sich aus der klinischen Praxis belegen läßt),[3] so erhält doch in diesem Moment auch ihr bisheriges Leben in der Rückschau einen neuen Sinn. Aber warum sollen wir die Versöhnung mit dem Tod und die damit einhergehende neugewonnene Lebendigkeit auf die lange Bank schieben?

Schicksalsschläge und geistige Wiedergeburt

Charles Cameron war 67, als seine Welt in Trümmer fiel. Er entdeckte, daß er unter Diabetes litt, seine Firma bestand auf seiner Pensionierung (die er gerne noch drei Jahre hinausgezögert hätte) und seine Frau, mit der er 44 Jahre lang verheiratet gewesen war, starb bei einem Flugzeugunglück – und dies alles innerhalb von sechs Monaten. Er verlor allen Lebensmut und dachte an Selbstmord.

Charles war nie religiös gewesen, und er konnte auf kein emotionales, intellektuelles oder spirituelles Bezugssystem zurückgreifen, in das er seine Verluste hätte einordnen können. Sein Leben hatte bis zu diesem Zeitpunkt aus Arbeit bestanden, und – wie er später sagte – »aus nicht viel mehr«. Nun stand er da ohne seine Beschäftigung als Handelsvertreter einer Pumpenfabrik, ohne seine zwar angekratzte, aber doch partnerschaftlich gebliebene Ehe und ohne seine ehemals so stabil erscheinende Gesundheit. Er sah keinen Grund, weiter-

zuleben. Nur weil sein erwachsener Sohn darauf bestand, ließ er sich eher widerwillig dazu überreden, eine psychotherapeutische Behandlung zu beginnen. Charles sagte von sich selbst, er hätte »jede Hoffnung aufgegeben und nur gute Miene zum bösen Spiel gemacht, um Danny zufriedenzustellen. In Wirklichkeit *wollte* ich sterben, aber ich hatte auch Angst davor.«
Charles' erste Aufgabe in der Therapie bestand darin, um seine Verluste zu trauern – um seine berufliche Identität, seine sichere und geregelte Ehe und das, was ihm vorkam wie »die besten Jahre meines Lebens – die ich alle schon hinter mir habe.« Er brauchte fast ein ganzes Jahr Therapie, um über seine schmerzvolle Verwirrung hinaussehen zu können und zögernd wahrzunehmen, daß er bei entsprechender Pflege sehr wohl noch gut und gerne 20 Jahre leben könnte. Zunächst erschien ihm dies als eine düstere Aussicht: »Alles, was ich mir vorstellen konnte, war ein Leben, das aus Insulinspritzerei bestehen würde, aus nachlassenden Kräften, aus pflichtgemäßen Einladungen zum Essen bei den Kindern und aus Fernsehen.«
Um diese Zeit hatte Charles einen schweren Autounfall. Sechs Wochen später baten wir ihn, seine Erfahrung zu beschreiben. Er erzählte: »Ich war auf dem Heimweg von unserer Berghütte – ich war dabei, ihren Verkauf vorzubereiten –, als es passierte. Ich nahm eine Kurve ein wenig zu schnell, in Gedanken an Margie und die guten Zeiten, die wir da oben miteinander verlebt hatten.
Als nächstes fand ich mich in der Luft wieder und sah, wie die Welt sich auf den Kopf stellte. Ich weiß nicht, wie lange es dauerte, aber als ich zu mir kam, hing ich mit dem Kopf nach unten in meinem Sicherheitsgurt, und mein Schädel tat teuflisch weh. Mir war kalt, und es begann, dunkel zu werden. Im Auto war nichts mehr an seinem Platz, und ich konnte den Sicherheitsgurt nicht öffnen. Die Scheinwerfer waren an, aber ich konnte die Hupe nicht erreichen – ich hatte Angst wie noch nie zuvor in meinem Leben.
Ich wurde ohnmächtig, wahrscheinlich von all dem Blut, das mir in den Kopf stieg, aber ich war nicht vollständig ohn-

mächtig, wenn Sie wissen, was ich meine – ich war mal bei Bewußtsein und dann wieder weg. Es war, als ob ich wußte, wo ich war und daß ich wahrscheinlich in dieser grotesken Lage sterben würde, aber ein Teil von mir war gleichzeitig wie davon unabhängig, wie abgetrennt. Ziemlich bald begann dieser Teil sich loszulösen. Dann fing ich an, mich umzusehen. Es war eine wunderschöne Gegend – dunkle Wälder, der Fluß in der Schlucht, und ein voller Mond stieg gerade hinter den Bergen hoch. Und ich bemerkte eine Art Dunst – so einen Nebel –, und ich schwebte einfach so über den Waldboden. Es war, als hätte ich überhaupt kein Gewicht, als würde ich vom Wind bewegt.

Dann kam der Moment, in dem mir klar wurde – aber tiefer, als Worte es ausdrücken können –, daß ich *Teil des Ganzen bin!* Obwohl ich heute überzeugt bin, daß ich tatsächlich gestorben war, wollte ich doch nicht gehen, bevor ich nicht mit dem Planeten Erde neu Freundschaft geschlossen hätte. Ich erinnerte mich daran, wie ich als Kind einen Riesenspaß in der Natur gehabt hatte, und ich wußte, ich wollte das noch einmal erfahren, bevor ich wirklich bereit sein würde, zu sterben. Und ich wußte, daß es da etwas gab, das all dies zusammenhält – all die Einzelstücke. Ich fühlte mich unwiderstehlich angezogen, mehr darüber herauszufinden.

Ich kam wieder zu mir, immer noch kopfüber, aber ich konnte besser denken. Ich drehte und wendete mich, und es gelang mir, den Gurt zu öffnen. Dann kroch ich aus dem Beifahrerfenster und die Böschung hinauf, und der erste Autofahrer, der vorbeikam, bemerkte mich.

Eine Woche lang saß ich praktisch nur da und dachte darüber nach, was passiert war. Also, eigentlich dachte ich nicht – ich saß da und nahm das Erlebte in mich auf. Es kam mir nie ein Zweifel, daß dies alles wirklich so gewesen war – aber was hatte es zu bedeuten? Sally [seine Schwiegertochter] war mir eine große Hilfe.

Sie ist an all diesem Zeug interessiert wie I-ching, Tarot und Kristallen. Sie erzählte mir, daß sie in einer ihrer Zeitschriften einen Artikel gelesen hatte, der sie an meinen Unfall erinnerte. Es ging dabei um eine Tarot-Karte, die ›Der Gehenkte‹ heißt, und sie las mir den Abschnitt vor:

›Die Karte stellt die Ergebung in den Tod dar sowie die Auferstehung, wenn die Seele den Körper verläßt und dann wiederkehrt. Die Persönlichkeit wird hinweggerissen, und eine höhere Macht tritt an ihre Stelle. Auf der Karte wird ein mit dem Kopf nach unten hängender Mann dargestellt, der mit einer Schlange, dem Symbol der Weisheit, an einem Baum festgebunden ist. Energie strömt in seinen Kopf und aktiviert ein tieferes Bewußtsein. In seiner eingeschränkten und gefährdeten Situation besteht seine einzige Aufgabe darin, um sein Leben zu kämpfen. Während er kämpft, fallen alle seine alten Realitäten von ihm ab. Er begibt sich in einen Zustand außer-ordentlicher Realität, in der alles möglich ist, in der Freiheit und Erleuchtung herrschen. Die Grenzen zwischen Leben und Tod verwischen, und im Falle einer erfolgreichen Initiation erkennt der Initiierte, daß der Tod ein Teil des Lebens ist. Er erkennt dann auch die Wichtigkeit, sein Leben voll und mit Leidenschaft zu leben.‹[4]

Es verschlug mir die Sprache! Diese Sätze beschrieben haargenau, was ich erlebt hatte, als ich da in meinem Auto hing, und sie faßten meine tiefsten Ahnungen über die Bedeutung dieser Erfahrung in Worte. In den folgenden Wochen war mir, als ob Mauern nach außen wegkippen würden, und ich konnte mich auf Ideen und Gefühle in einer ganz neuen Weise einlassen. Ein Gefühl des Friedens kam über mich, wie ich es nicht mehr erlebt hatte, als ich als Junge in der Sierra Nevada gewandert war. Aber ich hatte auch ein Gefühl der Dringlichkeit. Ich wollte den Reichtum des Lebens, den ich überall um mich herum sah, in mich aufsaugen. Ich begann wieder zu wandern, und bei jeder Wanderung habe ich überwältigende Szenen erlebt, die ich nie mehr vergessen werde. Ich habe auch mit großem Genuß John Muirs Naturaufzeichnungen gelesen. Die größte Freude kommt durch meine Kinder und vor allem auch durch meine Enkelkinder.

Ich war schon immer stolz auf sie, aber ich habe mir nie Zeit genug genommen, sie wirklich kennenzulernen. Jetzt kann ich mich in ihre Welt hineinbegeben, und es ist das größte Privileg, das ich je genossen habe. Ich kann mich mit ihnen in ihrer eigenen Sprache unterhalten, und ich beginne, ihnen einige der Dinge weiterzugeben, die ich in meinem eigenen Leben gelernt habe. Ich hoffe, noch lange genug zu leben, um sie heiraten zu sehen und mit eigenen Kindern zu erleben, aber auch wenn dies nicht der Fall sein sollte, glaube ich, daß ich ihnen das beste Rüstzeug, das ich ihnen zur Orientierung mitgeben kann, als Fundament übermittle.«

Das Erlebnis, der Sterblichkeit greifbar nahe zu kommen, ist meistens furchterregend. Einerseits tendieren wir dazu, einen solch erschreckenden Beweis unserer Verletzbarkeit so schnell wie möglich zur Seite zu schieben. Wir können schließlich unser Leben nicht erfolgreich führen, wenn wir ständig darauf fixiert sind, wie gefährdet unsere Existenz ist. Wenn wir jedoch andererseits wie Charles Cameron die zugrundeliegenden Ängste angehen und zugleich lernen, unsere Sterblichkeit zu akzeptieren, dann eröffnen wir uns selbst die Möglichkeit einer geistigen Wiedergeburt.

Wir müssen davon ausgehen, daß sich irgendwann während dieses Prozesses die instinkthafte panische Angst vor dem Tod in uns explosiv Bahn bricht. Durch diesen Prozeß erfolgreich hindurchzusteuern bedeutet, einen großen Teil der namenlosen Angst zu besiegen, auf die wir – als Individuum und als Gesellschaft – soviel Energie verwenden, um sie aus unseren Gedanken zu verdrängen.[5] Wenn wir dieser Angst erfolgreich entgegengetreten sind und ihr die Stirn geboten haben, machen wir uns unsere fehlgeleitete Energie wieder verfügbar. Mit einer geringeren Bürde namenloser Ängste können wir uns mit neuer Vitalität auf das Leben einlassen. Diese Transformation stellt allerdings eine ungeheure Herausforderung dar, und unsere Kultur bietet wenige Übergangsriten an, die uns dabei helfen können.

Persönliche Rituale und Übergangsriten

Marcel Proust bemerkte: »Krankheit ist der Arzt, auf den wir am ehesten hören. Der Güte und der Weisheit gegenüber machen wir nur Versprechungen; dem Schmerz aber gehorchen wir.«[6] Und der Angst. Die innere Stärke und neu gewonnene Lebenskraft – Früchte der Lebenskrise von Charles Cameron – wurden von einem Acker geerntet, der von inneren Schmerzen getränkt war. Schmerzen und die Furcht vor Schmerzen gehören sicherlich zu den ursprünglichsten natürlichen Wegweisern, die Verhaltensweisen steuern und inneres Wachstum lenken. Schmerz ist ein einfühlender Kritiker und Lehrmeister, aber doch nicht der einzige Lehrmeister auf unserem Weg.

Rituale und Übergangsriten wurden innerhalb sozialer Gemeinschaften entwickelt und leiteten einst den menschlichen Geist auf seinem Weg durch die Welt. Die Weisheit einer Kultur war in das Denken und in die Körperlichkeit eines jeden Menschen eingraviert, der an ihren Ritualen teilnahm. Heute fehlt in unserer Kultur ein gemeinsames und in sich schlüssiges mythisches Leitbild, und so bleibt es dem Menschen freigestellt, ja, er ist gezwungen, in einem Ausmaß selbstverantwortlich zu denken und zu handeln, wie es in der Vergangenheit unvorstellbar gewesen wäre. Grundlegende Richtungsänderungen in der Mythologie der Kultur werden anhand individueller Lebensläufe herausgearbeitet; dabei geht es um zentrale Themen: Was bedeutet es, ein Mann zu sein, eine Frau, Eltern, ein guter oder erfolgreicher Mensch? Sogar der Frage nach der Bedeutung des Sterbens, die einst durch einen ganzen religiösen Kanon mit Nachdruck beantwortet wurde, muß nun jeder einzelne für sich allein nachgehen. Wir stehen diesen Herausforderungen im allgemeinen ohne die Unterstützung einer verankerten Tradition gegenüber, ohne Mythen, die uns inspirieren könnten, und ohne lebendige Rituale. In der Zwischenzeit sehnen wir uns kollektiv nach weisem Rat, der den besonderen Bedürfnissen unserer Zeit gerecht wird, der die nachdrücklich vorherrschende Individualität unterstützen kann, die die moderne Psyche so sehr charakterisiert, und gleichzeitig die Vertiefung der größeren Gemeinschaft und die Verbundenheit mit dem Kosmos fördert.[7] Wagen wir uns – ungeschult und voller Zweifel – an die Aufgabe heran, Mythos und Ritual als integrative Teile unseres eigenen Lebens wiederzubeleben?

Im Laufe des letzten Jahrhunderts wurde im Bereich der Psychotherapie eine Vielfalt wirksamer Techniken entwikkelt, die die menschliche Psyche positiv beeinflussen können. Diese Methoden sind nicht nur für die Behandlung psychopathologischer Störungen relevant; sie werden in zunehmender Weise auch eingesetzt, um Menschen zu helfen, entwicklungsbedingte Lebenskrisen zu bewältigen, auf die einst die Übergangsriten mit ihrer zugrundeliegenden mythischen Weisheit ausgerichtet waren. In den letzten Jahrzehnten trafen die Entwicklung zunehmend wirksamer und präziser therapeutischer Methoden mit dem menschlichen Bedürfnis nach Lebenshilfe im Ritual zusammen.[8] Dazu folgende Fallgeschichte:

Carla Meadows kämpfte fast ihr ganzes Leben lang einen einsamen Kampf gegen eine alptraumartige Angst davor, sich die Hände schmutzig zu machen; am größten war ihre Angst davor, etwas Klebriges anzufassen. Mit den Jahren steigerte sich dieses Problem unablässig und kaum merklich bis hin zur Angst davor, solche alltäglichen Gegenstände wie Türgriffe, Geld, Pflanzen oder auch andere Menschen, ja sogar ihre eigene Kleidung zu berühren. Als Carla sich in Therapie begab, war sie 35, Graphikerin und zunehmend unglücklich. Für einfachste Handgriffe im Haushalt war sie auf den Einsatz von Gummihandschuhen, auf sorgfältigstes Händewaschen, eine ausgeklügelte Kollektion von Seifen und Bürsten und auf unberührte, frische Handtücher an jedem Waschbecken im Haus angewiesen. Ihr Vorbehalt gegen »Dreck« hatte sie von dem Wunsch abgebracht, Kinder zu haben; den Gedanken daran, Windeln wechseln zu müssen, beschrieb sie als »die absolute Horrorvorstellung«.

Carla wußte, daß es ernst um sie stand, als sie nicht mehr ohne ihren »Sicherheitskoffer« aus dem Haus gehen konnte. Darin hatte sie als Ausrüstung: ein in Plastik eingepacktes Handtuch, antibakterielle Flüssigseife, eine Nagelbürste und einen Behälter mit zwei Liter gefiltertem Wasser. Sie begann die Therapie zögernd und voller Angst, für »verrückt« erklärt zu werden.

Zwanghaftes phobisches Verhalten ist ein spontaner Ausdruck des menschlichen Bedürfnisses, die Gefahren und Unwägbarkeiten des Lebens soweit wie möglich unter Kontrolle zu halten. In einer Welt voller Gefahren sind wir alle auf Schutzräume angewiesen. In Carlas Realität waren dunkle, unsichtbare Kräfte eingedrungen, von denen Invasion und Zerstörung drohte. Jede Nachrichtensendung, jeder Zeitungsartikel und jede beiläufige Unterhaltung verstärkten nur ihre Angst vor mächtigen, unsichtbaren und bösartigen bakteriellen Wesen, die in der Welt herumschwirrten und nur darauf lauerten, »an meine Hände zu kommen, an mir klebenzubleiben und in mich einzudringen, um mir weh zu tun und mich vielleicht sogar zu töten.«

Zu der Entwicklung, die in Carlas zwanghaften Vorstellungen und Verhaltensweisen gipfelten, hatten verschiedene Einflüsse beigetragen. Schon ihre Mutter war eine »Reinlichkeitsfanatikerin«, die die Holzmöbel so oft abschrubbte, daß sie nach wenigen Monaten immer wieder frisch gestrichen werden mußten. Reinlichkeit ging ihr über alles, und sie hatte mit Abscheu reagiert, wenn Carla sich als kleines Kind in irgendeiner Weise schmutzig gemacht hatte.

Eine weitere prägende Erfahrung resultierte aus dem Erleben des Todes eines geliebten Onkels, der an diabetischem Gangrän erkrankt war und im Hause Ihrer Mutter starb. Die damit verbundenen Gerüche und Verbände und das erlebte

Leiden unterstrichen nachhaltig die Mahnungen der Mutter und hinterließen in dem Kind, das all dies beobachtete, eindrückliche Bilder. Es gab keine hilfreiche Beerdigungszeremonie und kein Ritual zur symbolischen Reinigung des Hauses; statt dessen desinfizierte und putzte die ältere Frau nach dem Tod des Onkels jahrelang wie besessen das Sterbezimmer. Durch ihre Mutter wurden Carla die zwanghafte Angst und unwirksame Gegenmaßnahmen anerzogen, und so, dessen wurde sie sich nun bewußt, »habe ich meine Angst wahrscheinlich von ihr geerbt«. Ihre Phobien und Zwänge erschwerten intime Beziehungen und nahmen in den Jahren der Isolation noch an Intensität zu. Carla hatte auch kein spirituelles Bezugssystem entwickelt, mit dessen Hilfe sie ein Lebensziel hätte erkennen oder mit ihrer eigenen Sterblichkeit ins reine kommen können; diesen Aspekt der Realität versuchte sie statt dessen verzweifelt zu verdrängen.

In der Therapie beschrieb Carla sehr anschaulich ihre Wahrnehmung der Welt: den Schmutz, der überall lauert; häßliche, unsichtbare Eindringlinge, die nur durch immerwährende Wachsamkeit und unermüdlichen Einsatz in Schach gehalten werden können. Sie erzählte einen wiederkehrenden Traum, der für ihre Ängste typisch war. Die Hauptfigur in ihrem Traum war ein widerliches, krankheitserregendes Virus, ein böser Eindringling, der es fertigbrachte, daß sie schlecht roch, sich fürchterlich schlecht fühlte, abhängig war und auf grauenhafte Weise starb. Ihr Therapeut konzentrierte sich auf diese tiefsitzenden Phantasien und Bilder und machte sich daran, ihr zu helfen, alternative Bilder zu entwickeln. Eines Tages brachte er zum Beispiel ein Buch mit hervorragenden Darstellungen mikroskopischen Lebens mit in eine der Sitzungen. Carla reagierte zunächst mit Widerwillen auf die Vorstellung von »Krabbeltieren«, konnte aber dann mit Hilfe des Therapeuten beginnen, die erstaunliche Schönheit der Bilder wahrzunehmen und anzuerkennen.

Nachdem sie ihr geheimgehaltenes, von Zwängen geprägtes Dasein ihrem Therapeuten offenbart hatte und dieser verständnisvoll und unterstützend auf sie eingegangen war, begann Carla, ihm zu vertrauen und sich ihm zu öffnen, wie sie es noch keinem anderen Menschen gegenüber getan hatte, seit sie erwachsen war. Jetzt, da sie nicht mehr auf sich allein gestellt war, ließen ihre Phobien und Zwänge bis zu einem gewissen Grad nach und pendelten sich auf einem Niveau ein, das etwa dem Zustand zehn Jahre zuvor entsprach. Der Therapeut war der Überzeugung, Carla müsse sich, um über dieses Niveau hinauszukommen, mit den Ängsten ihrer Mutter, die peinigend und unerbittlich in ihrer eigenen Psyche widerhallten, und mit den vom Tod des Onkels hinterlassenen Narben auseinandersetzen. Jedesmal, wenn sie den bewußten Versuch unternahm, mit eigener Willenskraft die zwanghaften Reinigungsübungen zu unterlassen, wurde sie von unauslöschlichen Bildern der Krankheit ihres Onkels heimgesucht. Die Erinnerungen waren derart mit Panik besetzt, daß sie nie versucht hatte, diese genauer zu betrachten.

Der Therapeut stellte Carla verschiedene Aufgaben. Sie sollte Familienmitglieder befragen, um soviel wie möglich über ihren Onkel und sein Leben herauszufinden, weiterhin die medizinischen Fakten über das diabetische Gangrän zusammentragen und einen Nachruf auf ihren Onkel formulieren. Sie wurde darüber hinaus aufgefordert, wenn möglich einen persönlichen Gegenstand aus dem Besitz des Onkels zu beschaffen, den dieser während seiner Krankheit in Gebrauch gehabt hatte. Ihr Cousin, der Sohn ihres Onkels, war bereit, eine Kaffeetasse mit dem aufgedruckten Emblem der Footballmannschaft L.A. Rams herzugeben, aus der sein Vater in den letzten zehn Jahren seines Lebens – die Zeit der Erkrankung eingeschlossen – getrunken hatte. Für eine ihrer Therapiesitzungen plante sie eine Gedenkfeier für ihren Onkel. Diese fand dann in einem Park statt, wobei das Bild ihres Onkels gut sichtbar aufgestellt war. Carla sprach über sein Leben und seine Bedeutung und über die Art der Erkrankung, die zu seinem Tod geführt hatte, aber auch über den Einfluß, den er in den zwei Jahrzehnten seit seinem Tod unwillentlich auf ihre Phobien gehabt hatte. Sie teilte ihrem Onkel mit, daß es nun für sie an der Zeit sei, ihn von dieser zerstörerischen Rolle in ihrem Leben freizusprechen. Sie brachte klar zum Ausdruck, daß sie mit dieser Gedenkfeier die Ängste, die sie geplagt hatten, ad acta zu legen gedachte und sie durch realistische Informationen und Erinnerungen an das Leben ihres Onkels ersetzen wollte. Als Höhepunkt der Zeremonie hob sie neben einem Baum ein Loch aus und begrub darin die Tasse ihres Onkels; so gab sie die Überreste der Krankheit des Onkels symbolisch der Erde zurück. Sie benutzte eine kleine Gartenschaufel und gebrauchte zwar noch ihre Gummihandschuhe, aber es war das erste Mal in ihrem Leben, daß sie freiwillig im »Dreck« gegraben hatte.

Der »unerbittliche Widerhall« der Ängste ihrer Mutter wurden zu einem zentralen Thema in der Therapie, und es wurden mehrere Rituale gestaltet, um diese Echos zum Schweigen zu bringen. Eines der Rituale bestand in einer Serie von geleiteten Phantasiereisen, bei denen Carla in ihren Vorstellungen in einen makellosen Wald geführt wurde, wo eine Gruppe alter Frauen sich ihrer annahmen und sie in die Geheimnisse eines Daseins in Harmonie mit der Natur einweihten. Sie hatten keine Scheu davor, die Erde zu berühren und Leben einzupflanzen, und sie brachten Carla nach und nach in einen lustbetonten Kontakt mit Bäumen, Blättern, Pflanzen und mit der dazugehörigen Erde, aus der sie erwuchsen. Die alten Frauen schienen sehr weise und in der Lage, sie zu beschützen. Carla begann sie sich in ihrer Nähe als ihre Begleiterinnen vorzustellen, als sie anfing, sich ohne ihren »Sicherheitskoffer« aus dem Haus zu wagen. In einer der Therapiesitzungen mit geleiteten Visualisierungsübungen stellte sie sich – mit den weisen Frauen unterstützend im Hintergrund – ihrer Mutter entgegen und sagte ihr, daß es ungefährlich und wunderschön sei, die Erde anzufassen. Sie griff sich eine Handvoll Erde und bot sie ihrer Mutter als Geschenk. Als diese zurückschreckte und das Geschenk ablehnte, erklärte

Carla ihr geduldig, daß es für sie beide an der Zeit sei, ihre eigenen, getrennten Wege zu gehen.
Ein weiteres Ritual im Verlauf von Carlas Heilung hatte zum Ziel, eine »sichere Zone« zu schaffen, innerhalb derer kein fanatisches Reinigen mehr nötig war. Sie begann mit der Wand bei ihrem Bett. In einer Art Zeremonie räumte sie die Fläche frei und strich sie in einem cremefarbenen Ton. An die Wand hing sie eine Feder, die ihr Therapeut ihr nach einer der vorausgegangenen Imaginationsreisen überreicht hatte. Sie hatte diese Feder fasziniert untersucht und dabei für einen Moment vergessen, daß sie solche Dinge eigentlich nicht anfaßt. Weiterhin hing sie eine atemberaubend schöne Farbaufnahme einer Planktonmasse im Mikroskop auf. Ein Prisma befestigte sie in der Nähe des Fensters so, daß das Licht als Regenbogen über ihrem Bett und auf der Wand reflektiert wurde. Sie stellte sich diese Regenbogen als Brücken vor, die es den weisen Frauen vom Wald erlaubten, ihr jederzeit Unterstützung zukommen zu lassen, wenn sie Schutz brauchte. Sie erklärte diesen Teil des Zimmers zu einem heiligen Ort, der durch keinerlei zwanghafte Reinigung entweiht werden durfte. Im weiteren Verlauf der Therapie wurde dieser Bereich ausgeweitet und umfaßte zunächst alle vier Wände, dann das ganze Schlafzimmer, und schließlich das ganze Haus. Obwohl der Impuls zum Putzen in ihr noch stark war, setzte sie sich realistische Zeitgrenzen für das Reinigen und belohnte sich selbst, wenn sie im gesetzten Rahmen blieb. Nach und nach fand sie andere Aktivitäten interessanter und war immer weniger auf ein starres Zeitsystem angewiesen.
Gegen Ende ihrer Therapie wurde Carla dazu ermutigt, an einer Kunsttherapiegruppe teilzunehmen, die in einer Töpferwerkstatt stattfand. Dort wurde ihr vorgeschlagen, die Entwicklung, die sie durchgemacht hatte, in Form einer Skulptur auszudrücken. Es fiel ihr extrem schwer, diese braune, klebrige Tonmasse in die Hände zu nehmen und zu bearbeiten, aber es gelang ihr in kleinen Schritten. Bis zum

Ende der Therapie hatte sie verschiedene Objekte geformt, die in exotische Glasuren getaucht und feierlich gebrannt wurden, wodurch sie ihren zerbrechlichen und schmutzigen Charakter verloren und sich in wunderbare irdene Gefäße verwandelten. Bei einem ihrer letzten Brände gab sie ihren »Sicherheitskoffer« mit in den Brennofen und transformierte ihn so zu sauberer Asche und Rauch. Von ihren gebrannten Werken stellte eines die Nachbildung von einem Stück Seife dar, ein anderes die Tasse ihres Onkels und ein drittes die sorgfältig bearbeitete figürliche Darstellung einer der »weisen Frauen«.

Die in Carlas Behandlung integrierten rituellen Elemente verdeutlichen die tiefreichende Verbindung zwischen Psychotherapie und dem Bedürfnis des Individuums nach hilfreichen Übergangsriten. Die folgenden drei Fälle demonstrieren den Einsatz psychologisch fundierter Rituale außerhalb des Rahmens einer therapeutischen Behandlung. Bei diesen Fällen geht es darum, der Trauer eines Menschen kreativ zu begegnen. Einer der wichtigsten Zugänge, wie wir uns auf die Annahme unserer eigenen Sterblichkeit vorbereiten können, ergibt sich aus unserem Umgang mit dem Tod geliebter Menschen. Die Rituale, die in den nächsten Fallbeispielen vorgestellt werden, helfen den Hinterbliebenen, mit ihrer Trauer umzugehen, die erlebte Liebe und die Beiträge des Verstorbenen zu würdigen und sich im Angesicht des Todes zu besinnen, was eigentlich wirklich wichtig ist im Leben.

Zeitgemäße Trauerrituale

Versuchen Sie sich in den Zustand der Verzweiflung zu versetzen, in der sich eine Familie befindet, deren kleiner Sohn vor kurzem in den Swimmingpool hinter dem Haus gefallen und dabei ertrunken ist und die nun dem näherrük-

kenden Weihnachtsfest entgegensieht. Die Aussicht darauf, inmitten der allgemeinen Freudentöne der Feiertage den unaussprechlichen Schmerz über den Verlust des geliebten Jüngsten ertragen zu müssen, wird eine schreckliche Vorstellung sein.
In genau dieser Lage fanden sich die Cortneys wieder, und sie konnten nur zwei Möglichkeiten für sich erkennen, mit ihrer Situation umzugehen: Entweder würden sie mit den anderen drei Kindern in Urlaub fahren und versuchen, die Feiertage einfach zu ignorieren, oder aber sie würden ihre Vorbereitungen wie gewohnt treffen, in der Hoffnung, daß sie sich irgendwie durch ein Weihnachtsfest »wie immer« würden durchmogeln können. Der Therapeut, der die Familie in ihrem Verlust begleitete, machte ihnen jedoch Mut, eine dritte Alternative zu erwägen und dabei Rücksicht darauf zu nehmen, daß sie sich mitten in einem Trauerprozeß befanden, daß Trauer bestimmte Stadien und Aufgaben umfaßt, die man auch bewußt anpacken kann, und daß sie die Feiertage in einer Weise nutzen konnten, die ihnen in ihrem Prozeß des Trauerns weiterhelfen würden. Sie entschlossen sich, die Festtage als ein ganz besonderes »Weihnachtsfest in Erinnerung an Bobby« zu gestalten. Daraus wurde natürlich kein besonders freudiges Ereignis, aber es war doch auch nicht ausschließlich traurig oder hoffnungslos. Es war eine sehr lebendige Zeit, erfüllt von ehrlichen Gefühlen, einer Vertiefung der Familienzusammengehörigkeit und der ehrenden Erinnerung an ein geliebtes, aufgewecktes Kind. Die Feiertage wurden so zum genauen Gegenteil einer Verdrängung; sie stellten eine bewußte und entschiedene Verpflichtung auf einen Prozeß der inneren Heilung dar.
Die Cortneys identifizierten drei Aspekte des Weihnachtsfestes, die in der Familientradition eine wichtige Rolle spielten und die geeignet schienen, das Andenken ihres Sohnes zu ehren: das gegenseitige Sich-Beschenken, das Singen der Weihnachtslieder und das Schmücken des Baumes. Während dieser Aktivitäten war Bobbys Foto im Raum für alle sichtbar aufgestellt.

Als die Zeit des gegenseitigen Beschenkens gekommen war, sprach jedes Mitglied der Familie darüber, in welchem Sinn ihm Bobby in seinem Leben ein Geschenk gewesen war. Alle hatten sich in den Tagen zuvor entsprechende Gedanken gemacht. In dieser Atmosphäre der feierlichen Wertschätzung eines geliebten Kindes gewann der Austausch von Geschenken eine unendlich tiefere Bedeutung. Eine weitere Familientradition der Cortneys war es, gemeinsam Weihnachtslieder zu singen. In diesem Jahr streuten sie zwischen die traditionellen Gesänge Bobbys Lieblingslieder ein wie »Itsy-Bitsy-Spider« oder »Muffin Man«. Zu ihrer eigenen Überraschung machte sich durch ihre Tränen hindurch ein Lachen Platz, und es war für einzelne unter ihnen der erste aufheiternde Moment seit Bobbys Tod. Um den Baum versammelt erinnerten sie sich schließlich liebevoll an Bobbys erstes und einziges Weihnachtsfest, bei dem er voller Faszination die Familienmitglieder beim Baumschmücken beobachtet hatte, um schließlich seinen eigenen Löffel mit dem gebogenen Griff an einen niedrigen Ast zu hängen. Von diesem Weihnachtsfest an bekam das Aufhängen von Bobbys Löffel einen festen Platz in der Gestaltung der Feier.

Am Beispiel der Cortneys wird offensichtlich, wie die soziale Bedeutung eines traditionellen Feiertags als ein Element in Familienrituale integriert werden kann. Für Brad und Myra East wurde die Erwartung des Thanksgiving-Festes von dunklen Befürchtungen überschattet. Seit ihre vier Kinder erwachsen waren und nicht mehr zu Hause lebten, war Thanksgiving der Festtag, an dem sie alle zum Feiern zusammenkamen. Nun war aber Myras Bruder Charlie, der Lieblingsonkel der Familie, im vorausgegangenen Juni an Lungenkrebs gestorben; er war über 35 Jahre lang Raucher gewesen. Mit der nun verwitweten Tante Dee war in ihrem depressiven und verwirrten Zustand nur schwer auszukommen. Sie war sowieso in der Verwandtschaft noch nie übermäßig beliebt gewesen. In den letzten Oktobertagen diskutierten Myra, Brad und die erwachsenen Kinder über Telefon, wie sie das Zusammensein am bevorstehenden Feiertag so gestalten könnten, daß des Verlustes von Onkel Charlie, dessen Beiträge seit Jahrzehnten das Fest belebt hatten, in ritualisierter Form gedacht würde. Als sie mit ihren Plänen fertig waren, wurde Tante Dee behutsam davon unterrichtet, daß der Feiertag Charlies Gedenken gewidmet sein würde. Sie wurde gebeten, seine geliebte Wintermütze und andere wichtige Erinnerungsstücke mitzubringen. Trotz ihrer Proteste und Einwände konnte sie schließlich überzeugt werden.

Der Tag wurde unter das Motto gestellt: »Wir danken Gott für Charlie«. Als die Familie um den großen Tisch saß, trugen alle ihre liebsten Erinnerungen und Geschichten zusammen. Später, als die Männer vor dem Fernseher saßen, um ein Footballspiel anzuschauen, thronte Charlies Mütze auf dem Apparat (wo sie von da an auch bei allen zukünftigen Thanksgiving-Festen ihren festen Platz haben würde). Sie wurde so zum Symbol, daß er im Geiste immer eingeschlossen blieb und erinnerte an seinen früheren Enthusiasmus.

Zum Ende des Tages nahmen die Easts Tante Dee in die Mitte, bildeten einen Kreis um sie und umarmten sie gemeinsam in einer Geste der Wertschätzung (wobei sie selbst überrascht waren, wie ernst es ihnen damit war). Dann gingen sie in den Garten und pflanzten in einem feierlichen Akt eine Persimone, deren Früchte Charlie besonders gern gemocht hatte. Darunter begruben sie den alten Ball, den er immer mitgebracht hatte, damit sie in der Halbzeit der Football-Übertragung damit herumtollen konnten. Die Früchte dieses Baumes wurden bei allen folgenden Thanksgiving-Menüs immer als besondere Zugabe serviert.

Was – ohne die bewußte Weichenstellung und die kreativen Rituale – leicht ein zwar höfliches, aber doch gezwungenes Treffen hätte werden können, entwickelte sich so zu einer unvergeßlichen und zutiefst bedeutungsvollen Feier, in der die Erinnerung an Charlies Leben zelebriert wurde. Ein solches Ergebnis zu erreichen, erfordert nicht nur Kreativität, sondern oft auch Mut. Eine der trübsten Aussichten für einen besonderen Feiertag, die sich für jemanden einstellen kann, wird durch folgende Situation beschrieben: Ein Mensch, der die Mitte seines Lebens bereits überschritten hat, verliert seinen Partner, zu einer Zeit also, in der die eigenen Kinder in alle Winde verstreut sind und die Freunde im Kreis ihrer eigenen Familie ungebrochen den alten Traditionen nachgehen. Einsamkeit, das Gefühl der Sinnlosigkeit und tiefe Trauer können zur Depression und sogar zum Selbstmord führen.

Marge war 67, als ihr Mann, mit dem sie 38 Jahre lang verheiratet gewesen war, starb. Ihre beiden erwachsenen Kinder unterstützten sie am Anfang, konzentrierten sich aber bald wieder auf ihr eigenes aktives Leben in anderen Teilen der Vereinigten Staaten. Beim ersten Weihnachtsfest besuchte Marge ihre Tochter, fühlte sich aber fremd und war sich unklar über ihre Rolle. Was noch schlimmer war: Sie hatte Angst, bei den Festlichkeiten bedrückend und unpassend zu erscheinen. Ob dies nun zutraf oder nicht, war in diesem Fall von untergeordneter Bedeutung.

Marge war entschlossen, die nächsten Feiertage anders zu verbringen, und sie stellte sich der Herausforderung, für sich selbst und im Hinblick auf die Gestaltung der Feiertage ein neues Selbstverständnis zu entwickeln. Ihre Rolle als Mutter und Gastgeberin für die nach Hause zurückkehrende Familie gehörte der Vergangenheit an. Sie wollte ihren Kindern kein »Klotz am Bein« sein, und so begann sie, ihre Möglichkeiten neu zu sondieren.

Marge überlegte, was ihr an den Feiertagen wichtig war und ihr Freude bereitete. Sie kam unter anderem auf das Zubereiten der Mahlzeiten, das Schmücken des Hauses und das Schenken. Beim kritischen Überdenken der Feiertagsgestaltung beschloß sie, diese Aspekte, die ihr Spaß machten, beizubehalten.

Marge war eine geschickte Aquarellmalerin, und sie machte sich daran, kleine Geschenke herzustellen und sich Dekorationen mit originellen Motiven und Farbkombinationen auszudenken. An Stelle des traditionellen amerikanischen Truthahns kreierte sie ihr eigenes Menü, wobei sie auf griechische Gourmetrezepte zurückgriff. Dann nahm sie voller Vorfreude Kontakt mit der örtlichen Universität auf und ließ sich die Namen ausländischer Studenten geben, die es ohne Anhang in ein fremdes Land verschlagen hatte. Sie lud acht dieser Studenten ein, und das Fest wurde zum durchschlagenden Erfolg, zum Beginn einer wunderbaren Tradition und zu einer Quelle wichtiger dauerhafter Beziehungen. Beim nächsten Weihnachtsfest hatte sie schon 20 Gäste, so viele, wie sie gerade eben in ihrem Haus unterbringen konnte.

Die Macht der Mythologie in der Auseinandersetzung mit dem Tod

Zeit des Lebens – Zeit des Sterbens macht sich die Heilkraft des therapeutisch fundierten Rituals zunutze und präsentiert darauf aufbauend eine Abfolge strukturierter Übungen, die Ihnen den Weg weisen, wie Sie an tiefliegende Emotionen anrühren und Ihr Verhältnis zu diesem innersten Kern erneuern können. Auf diesem Weg werden Ihre Überzeugungen, Ihre Einstellungen zum Tod und die Verhaltensweisen, die davon geprägt sind, in Frage gestellt. Sie können sich die persönlichen Rituale als »Übergangsriten« vorstellen, und zwar in diesem Fall nicht von einer Lebensphase zur nächsten, sondern vom bisherigen Verständnis und Umgang mit der Sterblichkeit zu einer neuen, befreienderen Beziehung dazu.

Die Rituale können allein, zusammen mit einem Freund, innerhalb der Familie oder im Kreis einer kleinen Gruppe ausgeführt werden. Jedes Ritual baut auf den vorhergehenden auf, so daß es sich empfiehlt, sie in der vorgegebenen Reihenfolge durchzuführen oder zu lesen.

Dieses Buch führt Sie in unwegsames emotionales Terrain. Bitte respektieren Sie Ihr eigenes Tempo und Ihre ganz persönlichen Bedürfnisse. Sollten Sie nach dem Lesen der Beschreibung eines bestimmten Rituals und der dazugehörigen Fallbeispiele zögern, sich darauf einzulassen, so lassen Sie dieses Ritual ruhig aus. Sie sollten sich dann aber dennoch mit der entsprechenden Thematik befassen, so daß Ihnen das Weitergehen zum nächsten Ritual möglich wird. Alles, was Sie an Materialien brauchen, ist ein Notizblock oder Notizbuch, in das Sie jedes Ritual notieren und so über die Erfahrung damit reflektieren können (manche benutzen dazu auch ihren Computer), Farbstifte, einen großen Papierteller und eventuell einen Kassettenrecorder mit Kassetten beziehungsweise einen CD-Player. Sie können die persönlichen Rituale entweder immer gleich dann durchführen, wenn Sie im Text an die entsprechende Stelle kommen, oder Sie können zunächst einmal das ganze Buch lesen und in einem zweiten Durchgang auf die Rituale zurückkommen und sie in die Praxis umsetzen. Möglicherweise haben Sie das Bedürfnis, einige der Rituale auch öfter als nur einmal durchzuführen. Seien Sie kreativ, und nutzen Sie das Wissen um Ihre eigene Art, sich Erfahrungen zu öffnen und zu lernen: Gestalten Sie die äußeren Bedingungen und den Ablauf so, daß es Ihrem persönlichen Stil entspricht. Zum Beispiel können Sie eine Serie einstündiger Sitzungen oder ein ganzes Wochenende planen, an dem Sie sich auf das Programm konzentrieren – je nachdem, was für Sie den besseren zeitlichen Rahmen abgibt.
Einige Menschen lernen am besten über das Sehen, andere über das Hören, und wieder andere durch Bewegung. Bei der Beschreibung der Rituale haben wir uns notwendigerweise auf eine Auswahl der denkbaren Gestaltungsmöglichkeiten beschränkt, die gewünschten Erfahrungen zu gestalten. Wenn Sie die Anweisungen und die Fallbeispiele lesen, wird Ihnen die Absicht des Rituals deutlich werden, und Sie können die Vorschläge dann entsprechend modifizieren, um Ihrem eigenen Lernstil besser gerecht zu werden. Beispiels-

weise bestehen viele der Rituale aus »geleiteten Imaginationsreisen« oder Visualisierungsübungen. Es kann sein, daß Sie mit den Anleitungen für die Visualisierungen gut zurechtkommen, oder aber Sie stellen fest, daß es Ihnen mehr entspricht, erst einmal den vorgegebenen Text zu lesen und dann das eingeführte Thema auf Ihre eigene Weise zu erkunden, indem Sie zum Beispiel Ihre Gedanken zeichnerisch ausdrücken oder in körperliche Bewegung umsetzen. Jede der Anleitungen in diesem Buch kann Ihrem persönlichen Stil und Ihrem Tempo angepaßt und auch spontan in unvorhergesehene Richtungen weitergeführt werden.

Wenn die Visualisierungsübungen in der beschriebenen Form Ihnen als guter Weg erscheinen, die Zielsetzung des Rituals zu verfolgen, dann haben Sie zwei Möglichkeiten: Entweder lassen Sie sich den Text von jemandem vorlesen, während Sie sich selbst tief entspannen, oder Sie sprechen sich den Text auf Kassette und benutzen dann den Kassettenrecorder, um sich von der Aufnahme durch die Übung leiten zu lassen. Eine CD mit den Anleitungen zu den Visualisierungsübungen, begleitet von Meditationsmusik, ist ebenfalls erhältlich (vgl. hierzu den Hinweis auf Seite 184).

Zeit des Lebens – Zeit des Sterbens zielt auf einige der bedeutsamsten und möglicherweise lehrreichsten Fragen der menschlichen Existenz. Nehmen Sie sich Zeit, sich darauf vorzubereiten. Würdigen Sie die Bedeutung des Prozesses, indem Sie sich für die Rituale einen bestimmten Ort wählen und gestalten, der für Sie Frieden und Inspiration ausstrahlt. Beginnen Sie jedes Ritual damit, sich bewußt in einen Zustand tiefer Entspannung zu versetzen. Meditieren Sie oder lassen Sie einfach Ruhe in Ihre Gedanken einkehren, und spüren Sie die Stille, bevor Sie beginnen, sich mit dem Ritual zu beschäftigen.

Im Sinne des Paradoxons, daß die Unvermeidbarkeit des Todes ein profunder Lehrmeister sein kann, bietet Ihnen *Zeit des Lebens – Zeit des Sterbens* eine Schrittfolge ausgearbeiteter Techniken an, die das Leben zutiefst bejahen helfen. Sie werden die Mechanismen Ihrer eigenen Todesverdrängung untersuchen, danach erforschen, welche Wege Ihnen zur Überwindung der Todesangst offenstehen und schließlich aus dem Prozeß mit einer neugewonnenen, inspirierenderen persönlichen Todesmythologie hervorgehen. Das Buch schließt mit Anregungen, wie diese neugewonnene Todesmythologie in eine bewußtere und dynamischere Lebensweise umgesetzt werden kann. Im Verlauf dieser Reise durch das Reich Ihres eigenen Inneren werden Sie lernen, wie Sie Rituale verstehen und nutzen können, um in Situationen Kraft und Inspiration zu finden, in denen zuvor vielleicht panische Angst, Trauer und rasende Wut unüberwindbar schienen.

Der Ausgangspunkt:

Ihre inneren Bilder vom Tod und seiner Bedeutung

Den Übungen, die Ihnen dabei helfen sollen, Ihre Mythologie des Todes neu zu formulieren, stellen wir drei Rituale voraus, die darauf abzielen, zunächst einmal diese Mythologie zu untersuchen und ihre Quellen zu erforschen. Im ersten dieser Rituale werden Sie Ihre aktuellen Überzeugungen und Einstellungen zum Tod einer genaueren Betrachtung unterziehen.

Persönliches Ritual Nr. 1:

Ihre Todesphilosophie

Wenn man sich zum Ziel setzt, seine bewußten Sichtweisen und Werthaltungen in bezug auf den Sterbeprozeß, die Bedeutung des Todes und die Aussicht auf ein Leben nach dem Tod unter die Lupe zu nehmen, kann das Formulieren einer »Todesphilosophie« einen hilfreichen ersten Schritt darstellen. Diese erste unserer strukturierten Übungen wird sich auf Gedanken und Gefühle konzentrieren, die bewußt und leicht zugänglich sind. Die danach folgenden persönlichen Rituale werden Sie dann Schritt für Schritt tiefer zu einem Erkennen Ihrer unbewußten Überzeugungen und Haltungen zu diesem Themenbereich hinführen.

Wenn Sie beginnen, Ihre Todesphilosophie auszuformulieren, müssen Sie Ihre persönliche Position hinsichtlich einiger der großen Fragen, vor die uns der Tod stellt, reflektieren. Ihre fundamentalen Überzeugungen über das Leben nach dem Tod werden zum Beispiel einen zwar kaum offen sichtbaren, aber dennoch stark wirksamen Einfluß darauf ausüben, wie Sie Ihr Leben gestalten – ganz gleich, ob nun die Weichenstellungen in Ihrem Leben darauf ausgerichtet sind, ein Schmoren im Höllenfeuer zu vermeiden, ob Sie sich ganz auf das Leben im Diesseits konzentrieren, ohne einen Gedanken an das Danach zu verschwenden, oder ob Ihr Handeln auf der Gewißheit basiert, daß uns im Jenseits eine bessere Welt erwartet.[1] Ihre Todesphilosophie wird auch eine Vielfalt anderer Themen berühren, zum Beispiel die Sinnfrage im Zusammenhang mit dem Tod geliebter Menschen, die Art und Weise, wie Sie mit Ihren eigenen Todesängsten umgehen, oder die Überlegung, inwiefern die eigene Sterblichkeit Ihr Leben beeinflußt.

Tragen Sie »Meine Todesphilosophie« als Überschrift in Ihr Notizheft ein, und notieren Sie sich an einer gut sichtbaren Stelle die weiter unten aufgelisteten Fragen. Beginnen Sie dann mit dem Prozeß, Ihr Todesverständnis zu formulieren, indem Sie sich Ihre Überzeugungen, Einstellungen und Gefühle dem Tod gegenüber bewußtmachen und sich aus dem freien Lauf Ihrer Gedanken Stichworte aufnotieren. Schreiben Sie mindestens zehn Minuten lang ohne Unterbrechung in Ihrem Notizbuch auf, was die folgenden Fragen an Gedanken und Gefühlen in Ihnen auslösen, ohne diese in ihrem Fluß zu stören:

Was ist der Tod?
Warum sterben Menschen?
Was geschieht, wenn sie sterben?
Welche Gefühle habe ich, wenn ich an meinen eigenen Tod denke?

Es ist weder notwendig, auf jede einzelne Fragen einzugehen, noch müssen Sie sich auf diese Liste beschränken. Die Auflistung soll lediglich Ihre Gedanken und Gefühle zum Tod in Bewegung bringen. Eine andere Methode besteht darin, mindestens zehn Minuten lang Assoziationen zu diesen Fragen aus dem Fluß der Gedanken heraus laut auszusprechen, entweder im Beisein einer Person oder auf eine Kassette oder ein Tonband, und dann in einem zweiten Schritt die Gefühle und Einfälle zusammenfassend zu Papier zu bringen.
Auf jedes der Rituale, die in diesem Buch vorgestellt werden, folgen Erfahrungsberichte und Notizen zweier Personen, die dieses Programm selbst in allen Schritten durchgearbeitet haben. Ihre schriftlichen Aufzeichnungen wurden im Hinblick auf Verständlichkeit und Umfang überarbeitet. Die Abschnitte, die immer der Beschreibung eines persönlichen Rituals folgen, verdeutlichen, wie dieses Ritual ausgeführt werden kann. Vielleicht möchten Sie diese Erfahrungsberichte erst nachlesen, bevor Sie selbst an die konkrete Umsetzung gehen. Peg Elliott Mayo, deren Aufzeichnungen hier vorgestellt werden, hat das Programm als erste ausprobiert, als es in seiner heute vorliegenden Form entwickelt war. Die zweite Person, deren Erfahrungen in unser Buch eingegangen sind, ist Robert, ein erfolgreicher Architekt, der im Laufe der vorausgegangenen zehn Jahre zahlreiche Seminare und Workshops zur Selbsterfahrung und Persönlichkeitsentwicklung besucht hatte. Er war 44, als er das Programm durcharbeitete.
Wenn Sie Pegs und Roberts Aufzeichnungen gelesen haben, konzentrieren Sie sich auf die oben aufgeführten vier Fragen und beginnen damit, ihre Gedanken fließen zu lassen und aufzuschreiben. Wenn der Strom versiegt, greifen Sie irgendeinen der aufgekommenen Gedanken auf und spinnen ihn weiter. Sollte es Ihnen einmal schwerfallen, ein bestimmtes Gefühl oder Dilemma in Worte zu fassen, können Sie versuchen, sich in einem anderen Medium auszudrücken, zum Beispiel durch Malen oder durch Bewegung.

Wenn Sie mit Ihren Aufzeichnungen aus dem Strom der Gedanken zum Ende gekommen sind, können Sie – wenn Sie dies möchten – noch einen weiteren Schritt anfügen: Bringen Sie in Ihre spontanen Überlegungen Ordnung hinein, und formulieren Sie eine in sich schlüssigere »Todesphilosophie«. Zum Schluß kennzeichnen Sie – egal, ob Sie es bei Ihren ursprünglichen Gedanken belassen haben oder diese in einem weiteren Schritt überarbeitet haben – die wichtigsten oder beunruhigendsten der aufnotierten Gedanken. Sie werden auf diese markierten Sätze im nächstfolgenden persönlichen Ritual zurückkommen.

Aus Pegs Todesphilosophie

»Der Tod schließt den Kreis. Er bedeutet Starre. Kälte. Schweigen. Frieden. Stille. *Aus.* Weg. Auflösung. Nichtsein. Ein Tor zu einem anderen Bewußtsein. Verlust des Ich. Verlust des Körpers. *Verlust.* Unbekanntes. Vergeßlichkeit. Vergessen sein. Kontrollverlust. Kein Einfluß mehr. Alles aufgeben, was einem vertraut ist. Aller Sicherheit entblößt, nichts mehr vorhersagbar. Vom Kopf her ist es in Ordnung, sogar gut. Vom Bauch her ist es erschreckend.
Menschen sterben, um nachkommenden Menschen Platz zu machen. Um aus unerträglichen Verhältnissen zu fliehen. Um die Lilien zu düngen. Um zu Kompost zu werden. Weil sie ihre Lektionen gelernt haben. Weil sie sich weigern, ihre Lektionen zu begreifen. Weil ihre Lektionen unbegreiflich sind. Weil andere Menschen sie nicht zu schätzen wissen. Aus Hoffnungslosigkeit. Aus Einsamkeit. Aus Liebe. Aus Erschöpfung. Weil es an der Zeit ist. Weil Gott sie ›zu sich ruft‹. Weil wir biologische Wesen sind, die sich selbst nur in begrenztem Umfang reparieren können und die nicht in der Lage sind, Schmerzen zu ertragen. *Weil wir zyklisch/saisonabhängig existieren und weil die Zeit nicht aufzuhalten ist.*

Wie ich gefühlsmäßig zu meinem eigenen Tod stehe? Unverschämte Frage! Einerseits möchte ich ihn kontrollieren können. Niemand hat mich gefragt, ob ich geboren werden will. Scheint nur fair. Suizid bleibt immer als Möglichkeit, ein unveräußerlicher Teil meiner Autonomie und Selbstbestimmung. Welche Autorität gibt es noch? Ich würde es nicht auf boshafte Art tun, aus Wut oder aus plötzlicher Panik heraus. Das ist ein Versprechen. Ich würde es nicht auf häßliche Art tun. Aber ich behalte mir das Recht vor, es zu tun. *Ich habe Angst vor Schmerz, Abhängigkeit, Häßlichkeit und Verlust der Kontrolle. Mitleid von außen. Toleriert werden. Ärzte mit Schläuchen und Spritzen und Skalpellen und Medikamenten.* Ich fordere meine Würde ein! Mein letzter Akt soll nicht darin bestehen, daß ich das Bett vollmache und als hinfällig und hilflos in Erinnerung bleibe. Ich traue keinem anderen zu, mich rechtzeitig sterben zu lassen; ich habe Angst, daß sie mich aus mißverstandener Liebe oder aus Pflichtgefühl als Schatten meiner selbst am Leben erhalten. *Laßt mich in Frieden mit eurer Pflicht.*

Andererseits möchte ich dem Tod um jeden Preis entgehen. Egal, wie lang ich lebe, es wird nie lang genug sein, um jedes Handwerk zu erlernen, das mich interessiert, um all die Flußwanderungen zu unternehmen, die ich liebe, um mit meinen Freunden zu lachen, Geschichten zu schreiben, reife Persimonen zu essen, mit meinem Mann zu schmusen, mit meinem Hund zu spielen, *zu leben!* Was kann besser sein als diese Welt? Ich kann Sterne und Anemonen sehen, Quellwasser und heiße Schokolade schmecken, den Gesang des Flusses und das Lachen meines Mannes hören, die Rinde der Erle und den runden Kopf eines Enkelkindes berühren, kann den Moschusduft von Waldhumus riechen und den Schweiß eines Mannes, wenn er Holz gehackt hat. Ich bin mit allen meinen Sinnen lebendig: Ich kann tanzen und weinen, hungern und mich räkeln, lernen und tun. Wie ich über meinen eigenen Tod denke? Daß er zu früh kommt, wann immer das sein wird. Ich war eine faule Schülerin: zu viele

Lektionen in Sachen Dankbarkeit, Geduld, Großzügigkeit, Ehre, Vergebung, Demut bleiben noch zu lernen. Ich brauche mehr Zeit. *Ich brauche mehr Zeit.*
Irgend etwas krieg ich nicht zu fassen. Irgendwie komme ich nicht mit den Fragen klar. Ich muß es auf den Punkt bringen: Ich habe schreckliche Angst *zu sterben* – etwas in mir ist voll panischer Angst davor, wie ich mich dabei verhalten werde. Werde ich am Ende alle guten Erinnerungen in den Köpfen derer, die mich kennen, wegfegen? Werde ich weinen? Oder schreien? Werde ich eine zahnlose, alte Hexe sein? Wer wird mir den Hintern abwischen? Muß ich diese grauenhafte Lektion erteilt bekommen? Bitte, bitte nicht! Kann ich es nicht verhindern? Ich traue mir nicht genug Stärke zu, nicht abstoßend zu sein. Ich habe Angst vor dem Prozeß des Sterbens – aber der Tod selbst ist nicht so erschreckend. Er fasziniert mich eher, wie eine Reise an einen fremden Ort, mit dem ich mich ausführlich beschäftigt habe. Ich fühle mich besser, wenn ich mir selbst hoffnungsvolle, visionäre Geschichten darüber erzähle, wie es sein wird. Vielleicht werde ich einen angenehmen Abgang haben – etwas Natürliches. Schwach werden, nach Ruhe suchen, das Sterben als ›richtig‹ empfinden. Ich weiß nicht. Ich hoffe es.«

Aus Roberts Todesphilosophie

»Normalerweise empfinde ich keine Angst vor dem Tod, aber der Gedanke, ich könnte *frühzeitig aus dem Leben gerissen werden*, ängstigt mich sehr. Die Angst richtet sich am stärksten auf die Dinge, die meinen Körper zerfetzen könnten. Das ist eine Vorstellung, die mich wirklich in Angst und Schrecken versetzt. Ich habe Visionen, wie mir etwas den Kopf zertrümmert, wie ein Messer meinen Bauch aufschlitzt, Visionen von unbesiegbarem Schmerz und von dem entsetzlichen Moment, in dem ich plötzlich erkenne, daß ich mit Gewalt aus diesem Leben gerissen werde – keine Vorbereitung, kein Abschied.

Hätte ich die Wahl, so würde ich lieber im reifen Alter sterben als durch einen plötzlichen Tod; aber wenn die Alternative darin bestünde, *zuzuschauen, wie mein Körper vor die Hunde geht,* den Schmerz zu fühlen und dem Entsetzen ausgeliefert zu sein, dann soll es lieber schnell gehen. Licht aus.
Ich sehe mich selbst nicht als jemanden, der Angst vor dem Tod hat – meine spirituellen Überzeugungen geben mir da Halt. Aber vielleicht deckt die *Angst, körperlich übel zugerichtet zu werden,* jede andere möglicherweise bestehende Todesangst zu. Ich spüre diese Angst jedesmal, wenn ich in der Zeitung oder in Zeitschriften auf Berichte von menschlichen Tragödien stoße, und mir kommen auch öfter alptraumartige Tagträume. Vielleicht habe ich andere Ängste vor dem Tod, die ich aus meinen Gedanken verdränge, weil der Tod einfach so weit weg in die Zukunft gehört, daß er nicht als unmittelbar bedrohliches Thema erscheint. Wenn ich also tiefer liegende Todesängste habe, dann lasse ich sie vielleicht einfach nicht an die Oberfläche kommen. So lasse ich vielleicht einfach nicht zu, daß sie ans Tageslicht gelangen. Vielleicht ist der Tod zu weit weg, als daß er mich gerade jetzt beschäftigen würde. Sollte der Tod aber früher kommen, so wird so viel brutale Gewalt nötig sein, um mich dem Leben zu entreißen, *daß ich mich statt auf die Tatsache des Todes auf das Blut konzentriere, das dabei fließen wird.*
Aber ich glaube auch, daß ich deswegen keine bewußte Angst vor dem Tod spüre, weil ich ein Gefühl des Friedens in meiner Überzeugung finde, daß das Leben hier auf der Erde den schwierigsten Teil unseres Daseins ausmacht – daß auf der anderen Seite Liebe und Frieden herrschen. Ich sehe im Leben ein großes Experiment, bei dem das Reich des Geistes sich in dieser dichteren physikalischen Welt zu manifestieren versucht, wo der Geist zu Fleisch und Empfindung wird. Ich verstehe den Tod nicht als ein Ende, sondern als einen Szenenwechsel, eine neue Entwicklungsstufe und Form des Geistes in einem sich ewig weiterentwickelnden Drama. Und die Szenerie erscheint mir paradiesisch. Welch tröstliche Vision!

Aber was ist, wenn es gar nicht so schwarzweiß ist – hier rauhe Wirklichkeit, dort verheißungsvolle Aussicht? Nichts anderes scheint denkbar. *Ich kann Gedanken nicht ausstehen, die meine Vorstellung des Todes als einer Fortsetzung des bewußten Daseins in perfektem Frieden und Harmonie erschüttern.* Ich nehme an, ich könnte ein Mittelding akzeptieren, aber ich spüre, wie ich mir eine Vision des Todes aushandeln will, die nicht zu bedrohlich ist. Ich bin sicherlich in der Lage, mir bedeutend schrecklichere Versionen des Todes auszudenken, als ich anzunehmen bereit bin. Ich weiß nicht, wo ich den Glauben hernehme, daß die angenehmere Version näher an der Wahrheit liegen soll, aber alles in mir möchte daran festhalten.«

Persönliches Ritual Nr. 2:

Exploration eines persönlichen Anliegens

Lesen Sie sich die Sätze, die Sie in Ihrer »Todesphilosophie« besonders gekennzeichnet haben, noch einmal durch. Wählen Sie daraus den Satz, der Sie am stärksten berührt und verunsichert, oder diejenige Aussage, der Sie am liebsten näher nachgehen möchten. Peg wählte »Ich brauche mehr Zeit«. Robert überlegte, ob er folgende Aussage aufgreifen sollte: »Ich kann Gedanken nicht ausstehen, die meine Vorstellung des Todes als eine Fortsetzung des bewußten Daseins in perfektem Frieden und Harmonie erschüttern.« Aber diese Sorge schien ihm dann doch weniger wichtig. Schließlich entschied er sich für die Aussage »zuzuschauen, wie mein Körper vor die Hunde geht«.

Wenn Sie der Anleitung für die Imaginationsübung folgen, sollten Sie wissen, daß viele Menschen keine wirklich klaren Bilder in ihrer inneren Vorstellung sehen. Es ist ihnen vielleicht möglich, zu einer Vorstellung, zu einem Wissen zu gelangen durch einen Vorgang, den sie Intuition nennen, oder dadurch, daß sie innerlich eine Erzählung hören, daß sie abstrakte Bilder sehen oder aber Gedanken oder Erinnerungen unmittelbar erspüren. Der Denkvorgang setzt sich im allgemeinen aus einer Kombination dieser Prozesse zusammen, und wenn wir die Begriffe *Visualisierung* und *Imagination* benutzen, beziehen wir uns damit auf das entsprechende Zusammenwirken von Vorgängen, die in Ihrem Inneren ablaufen.
Wir wollen Sie auch daran erinnern, daß Sie sich in diesem und in jedem folgenden persönlichen Ritual, das als geleitete Visualisierung konzipiert ist, für eine Vorgehensweise entscheiden sollten: Sie sprechen die Instruktionen entweder auf Band, bitten jemanden, sie Ihnen vorzulesen, greifen auf die bereits erwähnte CD zurück oder machen sich so weit mit den Anleitungen vertraut, daß Sie eine Erfahrung für sich so gestalten können, daß sie die Zielsetzung des Rituals erfüllt.
Robert benutzte die besprochene CD, die ihn durch die geleitete Visualisierung führte; Peg dagegen studierte zunächst den Text, bis sie das zentrale Anliegen des Rituals erfaßt hatte und entwickelte dann ihre eigene Version. Sie dachte über die angesprochene Frage nach, meditierte und nahm sich bewußt Zeit, eine innere Erfahrung für sich zu gestalten, die auf dem Grundgedanken des Rituals basierte.
Wenn Sie die kursiv gedruckten Anleitungen auf Band sprechen oder sie sich von jemandem vorlesen lassen, achten Sie darauf, daß dies langsam und mit Bedacht geschieht. Zu Ende jeden Abschnitts und jedesmal, wenn Sie auf das Wort *Pause* stoßen, pausieren Sie ungefähr zehn Sekunden. Sollten Sie im Verlauf der Imaginationsübung an irgendeiner Stelle mehr Zeit benötigen, damit sich ein bestimmtes Bild entwickeln kann oder um eine bestimmte Anleitung auszuführen, geben Sie Ihrem Partner einfach ein Zeichen oder schalten Sie das

Band ab. Besinnen Sie sich nun auf die Aussage aus Ihrer »Todesphilosophie«, die Sie gerne näher betrachten möchten, lassen Sie sich in einer bequemen Position nieder, schließen Sie Ihre Augen, und beginnen Sie, sich zu entspannen.

Begeben Sie sich in Ihrer Vorstellung zu einem sicheren, geborgenen Ort. Konzentrieren Sie sich auf Ihren Atem, während Sie es sich dort bequem machen. Lassen Sie alle Spannung aus Ihrem Körper weichen. [Pause] Hören Sie und spüren Sie jedes Einatmen und jedes Ausatmen. [Pause] Nehmen Sie wahr, wie sich Ihr Bauch und Ihr Brustkorb füllen ... und leeren. [Pause] Während Sie weiteratmen und sich entspannen, fällt es Ihnen zunehmend leichter, sich auf meine Stimme und auf meine Vorschläge zu konzentrieren. Wenn Ihnen Geräusche aus der Umgebung oder flüchtige Gedanken ins Bewußtsein kommen, verlieren sich diese genauso lautlos wieder in den Hintergrund, wie sie erschienen sind, wie Herbstblätter, die der Wind davonträgt. Ihr Atmen ist langsam und tief, und Sie entspannen sich mit jedem der nächsten fünf Atemzüge immer tiefer. Eins [Pause]; zwei [Pause]; drei [Pause]; vier [Pause]; fünf [Pause].
Rufen Sie sich in Erinnerung, welche Kernaussage Sie aus Ihrer »Todesphilosophie« ausgewählt haben. [Pause] Achten Sie auf die Gefühle, die dieser Gedanke in Ihnen auslöst. [Pause] Konzentrieren Sie sich auf den Bereich Ihres Körpers, in dem diese Gefühle am stärksten sind. [Pause] Richten Sie Ihre Aufmerksamkeit auf diesen Teil des Körpers. [Pause] Spüren Sie diesen Körperbereich durch Ihre Atmung, durch Ihre Muskeln und durch Bilder in Ihrer Vorstellung. [Pause] Suchen Sie ein Wort oder einen Satz, der beschreibt, wie dieser Teil des Körpers sich anfühlt.
Gleich werden Sie in Ihrer Imagination dieses Gefühl auf eine neue Weise zum Ausdruck bringen. Als erstes werden Sie sich vorstellen, wie Sie das Gefühl durch Bewegung ausdrücken. Wenn Sie dieses Gefühl tanzen würden, welcher Tanz wäre es? [Pause] Stellen Sie sich vor, Ihre Empfindung in Bewegung

umzusetzen. [Pause] Sind Ihre Bewegungen frei oder verkrampft? [Pause] Gibt Ihr Tanz das Gefühl genau wieder? [Pause] Führen Sie den Tanz in Ihrer Vorstellung weiter; geben Sie ihm Zeit, sich zu entwickeln. [20 Sekunden Pause]
Lassen Sie Ihren Tanz jetzt zum Schluß kommen, und stellen Sie sich vor, wie Sie sich in eine entspannte, konzentrierte, ruhige Position begeben. [Pause] Sie werden jetzt gleich Ihr Gefühl in einer Tonskulptur ausdrücken. Stellen Sie sich vor, weichen Ton in den Händen zu halten. Sie beginnen, den Ton mit Ihren Händen zu bearbeiten. Sie lassen eine Skulptur entstehen, die Ihr Gefühl darstellt. Ihre Skulptur kann wie ein erkennbarer Gegenstand aussehen, oder sie kann abstrakt sein. [Pause] Gleich wird Ihre Form fertig sein. [Pause] Sie können Sie sehen und mit den Händen spüren. [Pause] Hat sich die Farbe des ursprünglichen Tons verändert? [Pause] Wie fühlt sich die Form in Ihren Händen an? [Pause] Was zeigt sie Ihnen über Ihr ursprüngliches Gefühl? [Pause] Machen Sie sich mit der Skulptur vertraut. [Pause] Wenn Ihre Skulptur lebendig werden und zu Ihnen sprechen könnte, was würde sie sagen? [Pause] Nehmen Sie sich in der folgenden Pause die Zeit, zu spüren, was sie Ihnen über den ausgesuchten Satz aus Ihrer »Todesphilosophie« zu sagen hat. [60 Sekunden Pause]
Es ist nun gleich an der Zeit, in Ihr normales Wachbewußtsein zurückzukommen. Sie können langsam damit beginnen, zum Hier und Jetzt zurückzukehren. Sie werden von fünf zurück bis eins zählen, und Sie werden sich an alles Wichtige erinnern können. Wenn Sie die Zahl Eins hören, werden Sie sich wach fühlen, entspannt und erfrischt sein, so, als erwachten Sie aus einem wunderbaren kurzen Schlaf. Fünf: Bewegen Sie Ihre Finger und Zehen. [Pause] Vier: Strecken Sie Ihre Muskeln im Schulterbereich, im Nacken, im Gesicht. [Pause] Drei: Atmen Sie tief ein. [Pause] Zwei: Kommen Sie mit Ihrer Aufmerksamkeit in diesen Raum zurück. [Pause] Und eins: Sie öffnen Ihre Augen, fühlen sich erfrischt, zuversichtlich und gerüstet, den Herausforderungen des Tages effektiv und kreativ gerecht zu werden.

Fassen Sie in Ihrem Notizbuch zusammen, was Sie erlebt haben. Gehen Sie dabei auf folgende Fragen ein: Auf welchen Gedanken aus Ihrer »Todesphilosophie« haben Sie sich konzentriert? Welches Gefühl löste dies bei Ihnen aus? Wie war dieses Gefühl in Ihrem Körper spürbar? Wie drückte sich dies in Ihrem Körper aus? Wie haben Sie dieses Gefühl in Bewegung umgesetzt? Wie sah die Skulptur aus? Was hatte Ihnen die Skulptur zu sagen?

Pegs Zusammenfassung

Peg ging von ihrer Aussage »Ich brauche mehr Zeit« aus und erkannte als deutlichste Empfindung ein Gefühl der Dringlichkeit, ihr Leben weiterzuleben. »Es konzentriert sich auf mein Gesicht, wo sich meine Sinne befinden (Augen, Ohren, Nase, Mund, Haut). Mein Tanz ist wild, um ein loderndes Lagerfeuer am Ufer eines Flusses herum. Ich bin wie fließend, ungehemmt, wie Feuer in meinen Bewegungen. Das Licht spiegelt sich in großer Schönheit im Wasser. Aus dem Ton modelliere ich eine fließende, abstrakte Form – sie hat das Aussehen einer Flamme. Sie sagt mir nichts direkt, aber da ist eine ›Gewißheit‹, teils Verstand, teils Intuition, daß dies eine ursprüngliche Flamme ist, deren Existenz von Brennstoff und Sauerstoff abhängt (so wie meine eigene auch), und daß sie ohne Moral, Empfindung oder Gedanken existiert – sie ist ganz einfach. Arbeit zu leisten, Schaden anzurichten oder sich selbst zu kontrollieren, würde eine Art von Intelligenz voraussetzen, die dem Wesen des Feuers nicht entspricht. Wie bei mir. Die brennende Flamme repräsentiert eine Unvermeidlichkeit des Lebens und daher des Todes. Sogar meines sehr wichtigen Todes. *Ich brauche mehr Zeit.* Ich werde mit der Flamme eines Lagerfeuers leben, aber ich weiß – ob ich darauf erpicht bin oder nicht, ob ich mich dagegen sträube oder nicht –, wenn es mit dem Brennstoff aus ist, dann ist es auch aus mit mir.«

»Ich fing damit an, daß ich mich auf meine Angst vor einem gewaltsamen Tod konzentrierte. In meinem Körper konnte ich eine Anspannung im Hals und einen Klumpen im Magen spüren, wenn ich daran dachte, auf diese Art zu sterben. Als ich mir vorstellte, diese Anspannung zu tanzen, sah ich mich einfach in einer embryonalen Haltung zusammenkauern, die Hände schützend über meinem Kopf. Ich formte keine Skulptur, denn meine kleine, zusammengekauerte Version meiner selbst wurde selbst zur Skulptur. Als sie mit mir reden sollte, sagte sie: ›Du hast viel mehr Angst vor dem Tod, als du weißt, und diese Angst kann dich etwas lehren, vor allem jenes: Wenn auch viele der schrecklichen Dinge, die dir passieren können, außerhalb deiner Kontrolle liegen, so kannst du doch eine Menge dazu beitragen, solche Dinge zu verhindern oder zumindest nicht zu provozieren. Trotzdem: Egal, was du auch tust, es bleibt die Möglichkeit tragischer Ereignisse. Aber das ist das Los der ganzen Menschheit.‹ Dann schimpfte die kleine Skulptur mit mir, weil ich das Leben, das mir gegeben ist, zuwenig genieße. ›Wenigstens eines sollte dich die Bedrohung durch einen plötzlichen Tod lehren‹, sagte sie, ›daß nämlich dies der allergrößte Verlust ist, wenn man es versäumt, das gegenwärtige Leben zu schätzen.‹ Diese Worte treffen mich tief. Sie bringen mich zum Nachdenken.«

Persönliches Ritual Nr. 3:

Gestaltung eines eigenen Todesschildes

Indianische Kulturen in Amerika benutzten oft heilige Schilde für Gebete, Reinigungs- und Heilungszeremonien. So wurde etwa ein Bild, das einem Stammesmitglied in einem eindrucksvollen Traum oder bei der Suche nach einer Vision im Zustand der Trance erschienen war, vom Schamanen des Stammes interpretiert, auf eine aufgespannte, runde Tierhaut gemalt und mit Federn, Fell, Quasten oder Muscheln geschmückt. Die Symbole auf dem Schild konnten von der Vergangenheit des Besitzers erzählen, von seiner rituellen Identität oder von persönlichen Zielsetzungen. Der Schild konnte Richtungsweisung sein und spirituellen Schutz bieten.
Wir möchten Ihnen nahelegen, sich den Todesschild, den Sie nun für sich gestalten werden, als einen Gefährten beim Durcharbeiten dieses Programms vorzustellen. Er soll Ihnen helfen, sich mit den Todesängsten auseinanderzusetzen und ein Gefühl für das Besondere, Gesegnete in Ihrem alltäglichen Leben zu entwickeln.
Ihr Todesschild sollte einen Durchmesser von etwa 30 Zentimetern haben. Sie sollten darauf zeichnen oder malen können. Manche haben ihren Todesschild auf einer Kuhhaut gestaltet, die über einen Weiderahmen gezogen wurde. Andere haben einen Schild hergestellt, indem sie ungebleichten Musselin in einem Stickreifen aufgespannt und mit Textilfarben bemalt haben. Einfachere Methoden bestehen darin, die Rückseite eines großen Papiertellers zu benutzen oder aus weißem Karton einen Kreis auszuschneiden. Sie brauchen dann Farben – etwa Wachsmalstifte, Filzstifte oder Wasserfarben.

Durch die Mitte Ihres Schildes ziehen Sie eine Gerade, die diesen in zwei gleiche Hälften teilt. Zeichnen Sie eine zweite Linie im rechten Winkel dazu, so daß ihr Schild wie ein Kuchen in vier gleiche Teile geschnitten wird. Auf dem äußeren Rand beschriften Sie die vier Segmente mit den folgenden Überschriften: »Früheste Erinnerungen an den Tod«, »Todesängste«, »Transzendieren der Todesangst« und »Eine neu erschaffene Mythologie des Todes«. Wenn Sie mit der Konstruktion Ihres Todesschildes fertig sind, fahren Sie mit den folgenden Anleitungen fort; in dieser Imaginationsübung werden Sie die Bilder oder Symbole finden, die Sie dann auf den Abschnitt Ihres Schildes auftragen werden, den Sie mit »Früheste Erinnerungen an den Tod« überschrieben haben. Später werden Sie auf die drei anderen Abschnitte Bilder aufzeichnen, die sich aus den Erfahrungen bei der Ausführung weiterer persönlicher Rituale heraus versinnbildlichen. Wenn Sie Ihren Todesschild fertiggestellt haben, wird er Ihnen eine konzentrierte symbolische »Kurzfassung« Ihrer Arbeit mit diesem Programm vor Augen halten.

Die folgende geleitete Imaginationsübung wird Sie in Ihrer Erinnerung zurückführen und Ihnen helfen, ein Symbol zu finden, welches Sie dann auf den ersten Quadranten Ihres Schildes zeichnen werden. Wenn wir in unserer Vorstellung in vergangene Zeiten zurückkehren, sind wir uns möglicherweise unsicher, ob unsere Erinnerungen auch wirklich der Wahrheit entsprechen. Seien Sie versichert, daß alle Bilder und Vorstellungen, die an die Oberfläche kommen – und sei es gänzlich aus Ihrer eigenen Imagination heraus –, Ihr Inneres in seiner Reaktion auf die ritualisierte Übung widerspiegeln und in diesem Sinne den angestrebten Zweck erfüllen.

Bereiten Sie sich nun auf eine weitere Visualisierungsübung vor. Nehmen Sie die Instruktionen auf Band auf, hören Sie sie auf CD, sprechen Sie sich mit jemandem ab, der Sie Ihnen vorliest, oder machen Sie sich so weit mit ihnen vertraut, daß Sie selbst eine Übung gestalten können, die die Zielsetzung des Rituals erfüllt. Schauen Sie noch einmal auf den Abschnitt

Ihres Todesschildes, dem Sie die Überschrift »Früheste Erinnerungen an den Tod« gegeben haben. Mit Ihrem Notizbuch, Ihrem Schild und den Mal- und Zeichenutensilien in greifbarer Nähe begeben Sie sich in eine bequeme Haltung, schließen die Augen und beginnen sich zu entspannen.

Begeben Sie sich in Ihrer Vorstellung zu einem sicheren, geborgenen Ort. Konzentrieren Sie sich auf Ihren Atem, während Sie es sich dort bequem machen. Lassen Sie alle Spannung aus Ihrem Körper weichen. [Pause] Hören Sie und spüren Sie jedes Einatmen und jedes Ausatmen. [Pause] Nehmen Sie wahr, wie sich Ihr Bauch und Ihr Brustkorb füllen ... und leeren. [Pause] Während Sie weiteratmen und sich entspannen, fällt es Ihnen zunehmend leichter, sich auf meine Stimme und auf meine Vorschläge zu konzentrieren. Wenn Ihnen Geräusche aus der Umgebung oder flüchtige Gedanken ins Bewußtsein kommen, verlieren sich diese genauso lautlos wieder in den Hintergrund, wie sie erschienen sind, wie Herbstblätter, die der Wind davonträgt. Ihr Atmen ist langsam und tief, und Sie entspannen sich mit jedem der nächsten fünf Atemzüge immer tiefer. Eins [Pause]; zwei [Pause]; drei [Pause]; vier [Pause]; fünf [Pause].

Sie werden jetzt gleich eine Erinnerung aus einem frühen Abschnitt Ihres Lebens aufgreifen. Sie werden in der Zeit zurückgehen und sich aus der Sicherheit und Geborgenheit heraus selbst die Erlaubnis geben, sich in die Welt zurückzuversetzen, als Sie noch sehr jung und unerfahren waren. Sie werden auf ein Erlebnis in Ihrer Vergangenheit stoßen, das eine Ihrer frühesten Begegnungen mit der Realität des Todes darstellte. Vielleicht sahen Sie etwas in einem Film oder im Fernsehen, das Ihnen den Tod ins Bewußtsein brachte. Es könnte auch der Tod eines Haustieres, eines Nachbarn, Verwandten oder Freundes gewesen sein. [Pause] Wenn Ihnen mehr als eine Erinnerung zu Bewußtsein kommt, dann entscheiden Sie sich für diejenige, der Sie gerne weiter nachgehen möchten.

Atmen Sie jetzt tief, spüren Sie, wie Sie mit den nächsten drei Atemzügen zu diesem Ereignis zurückgehen. Eins: Denken Sie daran, daß Sie gut beschützt sind. Zwei: Sie bewegen sich sanft und sicher zurück in der Zeit, hin zu diesem Ereignis aus der Vergangenheit. Drei: Sie befinden sich in der Szene und beginnen sich umzuschauen.

Sie können sich selbst jetzt deutlicher erkennen. Sie verstehen Ihre Gefühle und sehen klar, woher diese kommen. Machen Sie sich die Einzelheiten bewußt – den Ort, die Zeit, die Umstände. [Pause] Nehmen Sie wahr, wer bei Ihnen ist. [Pause] Erspüren Sie, was diese Personen empfinden. [Pause] Welche Rolle wurde Ihnen zugeteilt? [Pause] Wurden Sie getröstet? [Pause] Beobachten Sie, wie die Einstellungen Ihrer Eltern oder anderer Erwachsener sich Ihnen vermittelt haben. [Pause] Erkennen Sie die Einstellungen wieder, die Sie sich dem Tod gegenüber angeeignet haben. [Pause] Lassen Sie sich nun noch ein klein wenig Zeit, diese Szene zu erfassen. [20 Sekunden Pause]

Konzentrieren Sie sich nun auf eine körperliche Empfindung, die mit dieser Erfahrung zusammenhängt. Finden Sie heraus, in welchem Teil Ihres Körpers diese Empfindung am stärksten zu spüren ist. [Pause] Nehmen Sie wahr, welche Form die Empfindung hat, wo ihre Grenzen sind. [Pause] Sehen Sie, welche Farbe sie hat. [Pause] Erkunden Sie ihre Beschaffenheit. [Pause] Gleich werden Sie ein Symbol erkennen, das sich aus diesen Formen und Farben entwickelt.

Beobachten Sie, wie ein Symbol erscheint, das für Sie mit dieser frühen Erfahrung in Verbindung steht. [Pause] Vielleicht sehen Sie wirklich ein Symbol bildlich vor sich entstehen, oder Sie spüren einfach, was es ist. Es wird seine Form noch weiter entwickeln. Entspannen Sie sich, während es zunehmend an Klarheit gewinnt. [20 Sekunden Pause]

Wenn ein passendes Symbol aus Ihrer Erinnerung heraus Form angenommen hat, bereiten Sie sich darauf vor, es auf Ihren Schild zu malen. [Pause] Kehren Sie in die Gegenwart zurück, und atmen Sie mehrmals tief ein und aus. [Pause]

Beginnen Sie, Ihren Körper zu strecken. [20 Sekunden Pause] Öffnen Sie behutsam Ihre Augen, und malen Sie das Symbol auf den Abschnitt Ihres Schildes, der mit »Früheste Erinnerungen an den Tod« überschrieben ist. Während des Malens merken Sie vielleicht, daß das Symbol sich noch weiterverändert oder daß Sie mehr als ein Symbol zu malen haben. Malen Sie, was Ihnen in den Sinn kommt. Machen Sie sich keine Sorgen, ob es »schön aussieht« oder »richtig« ist. Solange die Zeichnung für Sie selbst bedeutungsvoll ist, erfüllt Sie ihren Zweck. Wenn Sie mit Ihrer Zeichnung fertig sind, werden Sie wach sein, sich erfrischt und zuversichtlich fühlen und gerüstet sein, den Anforderungen des Tages kreativ gerecht zu werden.

Wenn Sie möchten, können Sie in gleicher Weise noch weitere Begebenheiten erkunden. Gehen Sie zurück zu dem Absatz, der mit den Worten beginnt: »Sie werden jetzt gleich eine Erinnerung aus einem frühen Abschnitt Ihres Lebens aufgreifen.« Folgen Sie von dieser Stelle an den Instruktionen. Sie können diese Abfolge ein- oder mehrere Male wiederholen. Wenn Sie den Abschnitt »Früheste Erinnerungen« auf Ihrem Todesschild zu Ihrer Zufriedenheit fertiggestaltet haben, atmen Sie bewußt aus und schütteln Sie mit entsprechenden Bewegungen alle unangenehmen körperlichen Empfindungen ab.

In Ihr Notizbuch notieren Sie unter der Überschrift »Meine frühesten Erinnerungen an den Tod« die Erfahrungen, die Sie mit dieser Übung gemacht haben. Berücksichtigen Sie dabei vor allem die Aspekte, die sich in diesem Zusammenhang mit dem Tod ergeben haben.

Probieren Sie zum Schluß noch eine Technik aus, die wir »kreative Projektion« nennen. In dieser Technik projizieren Sie sich in das Symbol hinein, mit dem Sie sich befassen wollen, und identifizieren sich mit ihm, als seien Sie dieses Symbol. In Ihrer Vorstellung verwandeln Sie sich in dieses Symbol. Versuchen Sie es einmal mit dem Symbol (oder einem der Symbole), das Sie auf den ersten Quadranten Ihres Todesschildes gemalt haben. Stellen Sie sich selbst als dieses Symbol vor. Beginnen Sie sich als das Symbol zu beschreiben; bleiben Sie dabei in der Gegenwart und in der Ich-Form: »Ich bin ein ...« Wäre das Symbol auf Ihrem Schild zum Beispiel ein Wal, könnten Sie so beginnen: »Ich bin ein großer, blauer Wal. Ich kann sehr, sehr lange im Wasser untertauchen, aber ich komme immer wieder hoch. Wenn ich untertauche, kommt es mir manchmal vor ...« Schreiben Sie so mehrere Minuten lang weiter, oder sprechen Sie auf ein Band oder zu einem Partner, und bleiben Sie dabei »in der Rolle«. Lassen Sie eine Geschichte entstehen und sich entfalten, indem Sie – in den Worten des Symbols – sich selbst, Ihre Bedürfnisse und Ihr Lebensziel beschreiben. Am Ende können Sie in Ihrem Notizbuch weitere Einsichten zur Bedeutung des Symbols aufnotieren.

Pegs früheste Erinnerung und ihr erstes Symbol für den Todesschild

»Ich war vier Jahre alt, als Oma Lampkin starb. Meine irische Großmutter. Mit ihrem Akzent und dem Zitronen-Baiser-Kuchen. Ich hatte keine Ahnung vom Sterben oder daß sie krank war. Sie war 87, aber das hatte keinerlei Bedeutung. Sie sagten mir, sie wäre ›in den Himmel gegangen‹. Ich wollte mit ihr gehen, und ich war wütend, daß sie weggegangen war, ohne mir etwas zu sagen. Ich dachte, in den Himmel gehen ist wie in die Stadt gehen oder an einen anderen ›wirklichen‹ Ort. Daß alle weinten, brachte auch mich zum Weinen. Ich kann mich erinnern, daß sie mir sagten, Oma wäre ›jetzt glücklich‹ (ich hatte sie nie anders gesehen) und daß ich sie ›eines Tages‹ wiedersehen würde. Das brachte mich wirklich aus der Fassung – ich wußte, daß ich sie *jetzt* bei mir brauchte. Ich hatte das Gefühl, daß etwas ganz Wichtiges fehlte, und es geht mir eigentlich immer noch so.

Was mir klar wurde: daß ich von den wichtigen Stadien des Sterbens ausgeschlossen worden war und daß es jede Menge Versprechungen gab, die mich in meinem Verlust nicht trösteten. Ich lernte, daß der Tod etwas war, mit dem sich die Erwachsenen beschäftigen, aber da es ›so wie Einschlafen‹ war, konnte es jederzeit jedem Menschen passieren. Sogar kleinen Menschen wie mir.

Es erschien mir ein Bild von Oma Lampkins Messingbett mit der rot-weißen Tagesdecke, die sie genäht hatte. Ich sah die riesigen Daunenfederkissen mit Spitzenumrandung und aufgestickten Erdbeeren und Veilchen. Es roch nach Lavendel. Das Bett ist leer. Aufgeräumt. Kalt. Nie mehr werde ich mit ihr zusammen hineinklettern, mich ankuscheln, ihre weichen Brüste durch das Flanellnachthemd hindurch an meinem Rücken spüren. Nie mehr werde ich im Dunkeln ihr lispelndes Geflüster hören, wenn sie mir Geschichten von der ›guten Fee‹ erzählt oder von der Reise nach Amerika. Nie mehr. Nie mehr. Nie mehr.

Ich fühle mich sehr klein und verlassen. Ich kann mich an keinen seelischen Schmerz erinnern, der älter ist als diese Erinnerung. Mir wird klar, daß ›klein und verlassen‹ die Wurzel meiner Trauerempfindungen darstellt. Ich fühle mich verwundbar im Hinblick auf meinen eigenen Tod. Ich frage: ›Wo ist sie hin?‹ und, noch eindringlicher: ›Warum ist sie weggegangen? War ich böse? Ist sie böse auf mich? Ist sie deswegen gegangen? Wird sie wiederkommen, wenn ich ganz, ganz lieb bin? Was ist, wenn Papa stirbt? *Was wird mit mir geschehen? Was wird mit mir geschehen?*‹

Das wunderschöne alte Bett ist das Symbol für meinen Todesschild. ›Ich bin ein großes Messingbett. Ich bin ein Ort zum Kuscheln und Geschichtenerzählen. Ich bin sicher und warm. Menschen haben sich in mir geliebt – haben Kinder gezeugt. Ich habe das Geflüster in der Nacht gehört. Ich bin ein Ort des Berührens und des Ausruhens. Ich bin stark, und mich gibt es schon lange. Meine Matratze hat eine Delle, wo zwei Menschen zusammen gelegen haben, Bauch an Rücken, viele Stunden lang. Manchmal waren es ein Mann und eine Frau, manchmal die Frau und Kinder. Ich bin gezeichnet von Menstruationsblut und vom Blut der Geburt. Da sind durchsichtige gelbe Ringe von Samenergüssen. Ich habe einen Fleck von verschüttetem Tee, der einem kranken Kind gegeben wurde, das getröstet werden wollte. Und niemand benutzt mich mehr. Ich bin eine Art Heiligtum. Alles ist so schrecklich ordentlich. Meine Kissenbezüge haben keine Dellen mehr, wo Köpfe geruht haben; keine Körper buchten die Leintücher und die helle Decke aus. Menschen schauen mich an und seufzen oder weinen. Sie denken daran, was ich einmal für sie war und merken nicht, daß ich noch benutzt werden könnte. Ich bin sehr traurig.‹«

Roberts früheste Erinnerung und sein erstes Symbol für den Todesschild

»Ich war ungefähr zwölf. Meine Eltern gingen mit Freunden ins Theater. Einer der Freunde erlitt einen Herzinfarkt und starb. Ich hatte meine Mutter nie zuvor weinen gesehen. Erwachsene taten das nicht. Ich sah sie mit den Tränen kämpfen. Ich sah sie weinen. Ich wußte nicht, was ich tun sollte. Wir sprachen nie über den Tod. Meine Fragen lösten Unbehagen aus, und ich ließ das Thema ganz schnell fallen. Aber ich lernte, daß meine Mutter den Tod für etwas zu Schreckliches hielt, als daß man darüber sprechen konnte. Ich lernte, daß das etwas war, das selbst die großartige weise Welt der Erwachsenen nicht zu kontrollieren in der Lage war. Und ich lernte, daß der Tod entsetzliche Gefühle in einem hervorrief, die man auch nicht kontrollieren konnte.

Ich malte ein Gesicht auf meinen Schild. Es wurde ein Gesicht, weil ich nicht wußte, wie ich einen Schrei malen sollte. Als ich mich an die Szene mit meiner Mutter erinnerte, empfand ich, daß sie viel mehr gebraucht hätte als die paar Tränen, die sich durchgekämpft hatten. Sie hätte schreien müssen. Ich

fühlte es in meinem Körper, wie unfähig sie war, der Tiefe ihrer Gefühle Ausdruck zu verleihen. Und ich fühlte in meinem eigenen Körper, wie unfähig ich wurde, meine Schreie zu schreien und meine Tränen zu weinen. Also malte ich auf meinen Schild ein schreiendes Gesicht. Es war der Schrei meiner Mutter, der Schrei über den Tod des Freundes, den sie nie herausgelassen hat. Also denn: ›Ich bin ein Gesicht, das schreien müßte. Ich bin versteinert. Ich bin in Todesangst, und so habe ich meine Gefühle abgeschnitten. Alle meine Gefühle. Ich bin tieftraurig, obwohl ich nur meine Todesstarre spüre. Ich muß schreien. Ein Schrei kommt aus meinem Bauch hoch, steigt in meinen Hals und entlädt sich in einem markerschütternden Wehlaut.‹
Diesem nicht ausgestoßenen Schrei nach fast 30 Jahren Gehör verschafft zu haben, löst etwas in mir. Es löst meine Hemmungen, befreit meinen Energiefluß, befreit meine Fähigkeit, das Leben sowohl mit seinen Schrecken als auch mit seinen Freuden in die Arme zu schließen.«

Die erste Stufe:

Das Gebäude der Todesverleugnung wird erschüttert

Verdeckt unter der Ebene der alltäglichen Verrichtungen, unterhalb der Ebene unserer unausgesprochenen Glaubenssätze, liegt die rohe, ursprüngliche, panische Angst vor dem Tod. Wir erkennen diese Urangst, wenn sich das kreischende Geräusch schlitternder Reifen auf einer glatten Straße nähert, wenn plötzlich eine bedrohliche Gestalt in einer dunklen Straße auftaucht oder wenn uns der surreale Schrecken eines nächtlichen Alptraums erfaßt. Die Angst ist ein Reflex, ein Instinkt, der uns angeboren ist, damit wir bei einer Bedrohung unseres Lebens sofort zum Handeln bereit sind. Kein anderer Reflex hat auch nur annähernd eine vergleichbare Priorität. Oder wie es Samuel Johnson einmal ausgedrückt hat: »Wenn ein Mann weiß, daß er in zwei Wochen gehängt wird, vermag dies seinen Geist erstaunlich zu konzentrieren.«

Die panische Angst, die sich einstellt, wenn wir unser Leben in Gefahr glauben, hinterläßt gewöhnlich – selbst wenn sie nur kurz andauert – einen bleibenden Eindruck. Als Kinder waren wir besonders dafür anfällig, in ein Gewirr überwältigender Gefühle eingefangen zu werden, und wir gaben solchen Erfahrungen im allgemeinen einen besonderen Stellenwert in unserem sich aufbauenden Weltbild. Wie Ernest Becker beschreibt, werden Kinder »immer wieder von denselben Alpträumen geplagt, [sie fürchten sich] vor Insekten und bissigen Hunden. In ihrem gepeinigten Innenleben sind die komplexen Symbole vieler furchterregender Realitäten lebendig – Angst vor der Außenwelt, Entsetzen vor den eigenen Wünschen, Furcht vor der Rache der Eltern, vor dem

Verschwinden von Dingen, das Bewußtsein eigener und völliger Ohnmacht. Kein Tier könnte das ertragen, aber das Kind muß es, und darum wacht es immer wieder schreiend aus seinen Alpträumen auf, wenn sein noch schwaches Ego gerade dabei ist, eine Begriffswelt zu festigen.«[1]

Die ersten primitiven Gehversuche des Kindes in diesem lebenslangen ›Prozeß der Festigung einer Begriffswelt‹ legen die Fundamente für eine sich entwickelnde Mythologie des Todes. Irvin Yalom beschreibt die Entwicklungsstadien, in denen das Kind lernt, mit seiner Sterblichkeit umzugehen.[2] Dem Kleinkind wird zwar durch die elterlichen Erklärungen und die Gefühle, die sie vorleben, in seinem aufkommenden Bewußtsein vom Tod eine gewisse Struktur vorgegeben, dies reicht jedoch kaum aus, die grundlegende Angst, die aus diesem Bewußtsein erwächst, aufzufangen. Nach und nach entwickelt das Kind mit den aufkeimenden psychologischen Abwehrmechanismen der Präadoleszenz oder Latenzphase »wirksame und verfeinerte Formen der Verleugnung, die Bewußtheit des Todes gleitet in das Unbewußte ab«, und die überwältigende Furcht vor dem Tod ist unter Kontrolle gebracht. Aber die Angst wird erneut ins Bewußtsein durchbrechen: »Während der Adoleszenz sind die Verleugnungssysteme der Kindheit nicht mehr wirksam. Die introspektiven Tendenzen und die größeren Ressourcen der Adoleszenz erlauben ihm oder ihr, sich der Unausweichlichkeit des Todes wieder einmal zu stellen, die Angst zu ertragen und nach einem veränderten Modus des Umgangs mit den Tatsachen des Lebens zu suchen.«[3]

Psychologische Abwehrmechanismen wie Verdrängung, Verschiebung, Rationalisierung und »persönliche Anstrengungen, den Tod durch eine große Vielfalt von Strategien zu überwinden, die darauf abzielen, symbolische Unsterblichkeit zu erlangen«[4], erlauben uns, emotional mit der Furcht vor dem Tod zurechtzukommen. Einige dieser Abwehrmechanismen können zu äußerst konstruktiven Aktivitäten führen; andere münden eher in ein breites Spektrum närrischer Bemühungen.

Ernest Becker zeigt in seinem Buch *Dynamik des Todes* in überzeugender Weise, daß die Todesfurcht einen Hauptantriebsfaktor für die unersättliche Anhäufung weltlicher Güter und dem Streben nach Berühmtheit und Macht darstellt (in parodierter Form auf einem Aufkleber wiedergegeben: »Wer mit den meisten Spielsachen stirbt, hat gewonnen«). Wenn wir erfolgreich das Leben meistern wollen, setzt dies voraus, daß wir effektive Wege finden, uns mit der Unvermeidbarkeit des Todes abzufinden. Tatsächlich wurden bereits unangemessene Versuche, die Furcht vor dem Sterben zu überwinden, direkt mit psychopathologischen Störungen in Verbindung gebracht.[5]

Später, im zweiten Schritt des Programms, werden Sie näher untersuchen, welche Möglichkeiten Ihnen offenstehen, mit der grundlegenden Todesangst umzugehen, und Sie werden die konstruktivsten Ansätze erforschen, die Sie sich selbst zur Überwindung dieser Angst vorstellen können. In diesem ersten Schritt konzentrieren wir uns jedoch zunächst auf die Todesangst selbst.

Yalom rät Psychotherapeuten, die unterdrückten Todesängste ihrer Klienten aufzudecken. Er unterstreicht dabei, daß dies keine Aufforderung zu einer morbiden Fixierung auf den Tod darstellt, sondern vielmehr eine Erinnerung, daß das Leben reicher wird, wenn man in der Lage ist, sich der Natur des Seins bewußter zu werden, die Gewißheit des Todes eingeschlossen. Er zitiert Santayana: »Der dunkle Hintergrund, für den der Tod sorgt, bringt die zarten Farben des Lebens in all ihrer Reinheit zum Leuchten«[6]. Er weist weiter darauf hin, daß der Therapeut die Erfahrung der Todesfurcht nicht selbst schaffen muß, statt dessen braucht er dem Menschen nur zu erkennen helfen, was bereits vorhanden ist: »Normalerweise verleugnen wir oder sind selektiv unachtsam gegenüber Hinweisen auf unsere existentielle Situation; die Aufgabe des Therapeuten ist es, diesen Prozeß rückgängig zu machen, diese Hinweise aufzugreifen, denn sie sind nicht, wie ich versucht habe zu zeigen, Feinde, sondern mächtige Verbündete bei dem Streben nach Integration und Reife.«[7]

Die folgenden drei persönlichen Rituale sind Werkzeuge, die Ihnen helfen sollen, behutsam Ihre eigenen todesbezogenen Ängste – sowohl die Ihnen bekannten als auch die unterdrückten – zu erschließen und sie in einen sinnstiftenden Zusammenhang zu stellen.

Persönliches Ritual Nr. 4:

Den tiefsitzenden Ängsten das Herz öffnen

In diesem vierten persönlichen Ritual sind Sie aufgefordert, einen Besuch bei einem Menschen zu arrangieren, der sich selbst mitten in dem Prozeß befindet, sich mit seiner eigenen Sterblichkeit auseinanderzusetzen. Diese Übung erfordert zwar einigen Aufwand und Mut, kann aber zu einer sehr wertvollen Begegnung führen. Die besuchte Person kann zu Ihrem Bekanntenkreis gehören oder aber jemand sein, den Sie noch nie gesehen haben. Wenn Ihnen niemand einfällt, könnte eine Hospizeinrichtung oder -initiative bereit sein, solch ein Treffen zu vermitteln; oder Sie gehen in ein Altersheim, wo die Mitarbeiter Sie wahrscheinlich sehr gern jemandem vorstellen werden, der für ein Gespräch offen und von seinem Zustand her dazu in der Lage ist. Einfühlsame menschliche Kontakte mit der Außenwelt sind für viele Menschen in entsprechenden Einrichtungen ein seltenes und geschätztes Angebot. Wenn es Ihnen einen hilfreichen Bezugsrahmen für Ihren Besuch bietet oder Sie sich damit allgemein wohler fühlen, können Sie den Besuch – der Wahrheit entsprechend – als Teil eines Seminars ankündigen, bei dem Ihnen nahelegt wurde, sich mit Menschen auseinanderzusetzen, die sich in der letzten Phase des Lebens befinden.

Bereiten Sie sich auf den Besuch vor, indem Sie eine einfühlende Neugier entwickeln, wie es wohl dieser Person ergeht, die sich dem Tod nähert. Fangen Sie das Gespräch mit der Bemerkung an, daß Sie gerne erfahren möchten, wie sich das Leben aus der Perspektive eines Menschen darstellt, der auf seinem eigenen Lebensweg schon weiter vorangeschritten ist als Sie selbst. Was hat dem Leben am meisten Sinn gegeben? Was wird bedauert? In welchem Licht erscheint die Zukunft? Führen Sie ein Gespräch, das den Partner ermutigt, über das zu sprechen, was seinem Empfinden nach wichtig ist. Öffnen Sie insbesondere Ihr Herz für die Ängste oder Frustrationen, die er oder sie vielleicht empfindet. Lassen Sie sich von Ihrer Neugier leiten, aber mit Sensibilität und äußerstem Respekt für diesen Menschen. Hören Sie mit Mitgefühl zu, und vertiefen Sie das Gespräch, indem Sie Ihr persönliches Interesse zum Ausdruck bringen. Falls Ihr Gegenüber auf den Tod zu sprechen kommt, haben Sie keine Angst, darauf einzugehen, aber drängen Sie sich nicht in heikle Bereiche vor, die er oder sie zu vermeiden scheint. Ihre einzige Aufgabe ist es, ein guter Zuhörer zu sein. Sie versuchen nicht, die Einstellungen oder Überzeugungen Ihres Gegenübers in irgendeiner Weise zu beeinflussen. Hören Sie zu, beobachten Sie, und nehmen Sie alles in sich auf. Achten Sie ganz besonders darauf, welche Gefühle das Gespräch in Ihnen auslöst.

Sollte Ihnen diese Aufgabe zu unangenehm oder zu zeitaufwendig erscheinen und Sie entscheiden sich gegen eine Umsetzung in der beschriebenen Form, dann nehmen Sie sich wenigstens eine halbe Stunde Zeit und führen in Ihrer Imagination eine Konversation zwischen Ihnen und einer Person, die Sie sich als Gesprächspartner im Hospiz oder Altenheim vorstellen. Übernehmen Sie bei diesem Rollenspiel beide der oben beschriebenen Rollen. Versetzen Sie sich – im wahrsten Sinne des Wortes – mit zwei sich gegenüberstehenden Stühlen abwechselnd in eine der beiden Positionen, indem Sie zunächst sich selbst und dann die andere Person spielen. Wenn Sie die Person darstellen, die sich in der letzten Phase

Ihres Lebens befindet, dann stellen Sie sich als Gegenüber einen unvoreingenommenen Gesprächspartner vor, der die Gefühle angesichts des herannahenden Todes und Ihre Erfahrungen verstehen möchte. Führen Sie diesen Dialog so lange fort, bis Sie in eine befriedigende Tiefe vorgedrungen sind. Notieren Sie Ihre Erfahrungen und Ihre Gefühle in Ihrem Notizbuch. Konzentrieren Sie sich vor allem auf folgende Frage: In welcher Weise diente mir dieses Gespräch (ob es nun ein tatsächliches Gespräch war oder ein imaginäres) als Katalysator und macht mich für die Ängste vor dem Tod offen, derer ich mir normalerweise nicht bewußt bin?

Ängste, die durch Pegs Besuch berührt wurden

»Alt und verlassen sein. Schwach. Verwirrt. Ausgeliefert. Abhängig. Ungeliebt. Aufgebraucht. All die Jahre aufgebraucht. Aber meine Ängste richten sich aufs Sterben, nicht auf den Tod. Wenn ich Hilda wäre [die Frau, die sie besuchte], wäre der Tod für mich wie Wasser in der Wüste. Krank und alt zu leben, das scheint grotesk, unerträglich, eine Demütigung. Der Prozeß des Sterbens. Sie hat Schmerzen, und sie geben ihr Tabletten und tätscheln ihr den Kopf. Keiner hält sie. Keiner erwidert ihren fragenden Blick. Niemand besucht sie, aber vom Heim bekommt sie einen Weihnachtsbaum aus Aluminium auf ihre Fensterbank gestellt. Sie erinnert sich an Weihnachten im Schnee, ›bis zum Bauch‹. Sie weiß, daß sie ihre Nützlichkeit überlebt hat. Sie weiß, daß es Zeit ist zu gehen, aber *sie lassen sie nicht.* Die Infusion läuft jeden Tag vier Stunden lang, und das Zischen des Sauerstoffs hört nie auf. Sie kann nicht aus ihrem Bett heraus, es sei denn, jemand Stärkeres stützt sie. Sie hat ein Schaffell im Bett, um ein Wundliegen zu verhindern. Und diese Frau ernährte sich einmal davon, daß sie Feldlilien ausgrub. Sie zog sieben Kinder groß; sie erlebte die Depression und verlor ihren Mann im Zweiten Weltkrieg. Sie konnte was, und sie war zäh. Schau sie dir jetzt an.«

Ängste, die durch Roberts Besuch berührt wurden

»Ich besuchte John Parnelli [ein Nachbar, der Krebs hatte und im Sterben lag]. Er wird die Jungs und Johanna zurücklassen. Er ist wütend und verzweifelt. Er kann nicht recht glauben, was da passiert. Und ich auch nicht. Ich kann absolut nicht verstehen, warum. Er ist so jung. Hier scheint der Tod sinnlos und grausam zu sein. Es stellt meinen Glauben auf die Probe, daß so etwas wie Gerechtigkeit im Weltenplan vorgesehen ist. Wenn ich mich in Johns Situation versetze, spüre ich eine Menge Angst. Neben den unvorstellbaren Verlusten – eine entzückende Frau, wunderbare Kinder, eine vielversprechende Zukunft – und den Schmerzen steht da noch dieser drohende Termin im Raum, an dem der Abgang erfolgen wird, hinein ins Ungewisse. Die Aussicht: eiskalte Ungewißheit und verzweifelte Einsamkeit.«

Persönliches Ritual Nr. 5: Die Wurzeln der Todesangst

Schlagen Sie eine neue Seite in Ihrem Notizbuch auf, und überschreiben Sie diese mit den Worten: »Meine Todesängste«. Gehen Sie noch einmal Ihre Erfahrungen mit den ersten vier persönlichen Ritualen durch. Halten Sie dabei besonders Ausschau nach Bereichen, in denen Ängste offenbar werden. Beschreiben Sie diese in Ihrem Notizbuch. Waren Ihnen einige dieser Ängste zuvor nicht bewußt gewesen? Was löst es aus, sie zum erstenmal zu erkennen? Nehmen Sie sich die Zeit, diesen Fragen ausführlich in Ihrem Notizbuch nachzugehen. Unter den Ängsten, die Peg identifizierte, waren solche wie Schmerzen, Abhängigkeit, Häßlichkeit, Kontrollverlust, daß von anderen Mitleid entgegengebracht wird,

ertragen zu werden, Ärzte mit Schläuchen, Spritzen, Messern und Tabletten. Robert konzentrierte sich auf das Gefühl, das er seinem Nachbar zugeschrieben hatte, daß der Tod ›auf eiskalte Weise unvorhersagbar und verzweifelt einsam‹ schien.
Wenn Sie alles, was Ihnen in den Sinn kommt, aufgeschrieben haben, lesen Sie Ihre Worte noch einmal durch. Begeben Sie sich in eine bequeme Position, Ihren Todesschild und Ihre Farbstifte in greifbarer Nähe, schließen Sie Ihre Augen, und beginnen Sie sich zu entspannen.

Begeben Sie sich in Ihrer Vorstellung zu einem sicheren, geborgenen Ort. Konzentrieren Sie sich auf Ihren Atem, während Sie es sich dort bequem machen. Lassen Sie alle Spannung aus Ihrem Körper weichen. [Pause] Hören Sie und spüren Sie jedes Einatmen und jedes Ausatmen. [Pause] Nehmen Sie wahr, wie sich Ihr Bauch und Ihr Brustkorb füllen ... und leeren. [Pause] Während Sie weiteratmen und sich entspannen, fällt es Ihnen zunehmend leichter, sich auf meine Stimme und auf meine Vorschläge zu konzentrieren. Wenn Ihnen Geräusche aus der Umgebung oder flüchtige Gedanken ins Bewußtsein kommen, verlieren sich diese genauso lautlos wieder in den Hintergrund, wie sie erschienen sind, wie Herbstblätter, die der Wind davonträgt. Ihr Atmen ist langsam und tief, und Sie entspannen sich mit jedem der nächsten fünf Atemzüge immer tiefer. Eins [Pause]; zwei [Pause]; drei [Pause]; vier [Pause]; fünf [Pause].
Sie haben sich ausführlich über Ihre Todesängste Gedanken gemacht. [Pause] Die Todesfurcht ist für Sie nichts Neues. Als Sie ein Kind waren, hatten Sie viele Ängste vor dem Tod. Vielleicht erinnern Sie sich an die panische Angst in einem Alptraum oder vor einem Monster, von dem Sie glaubten, es sei unter Ihr Bett oder in Ihren Schrank gekrochen. Sie hatten Angst um Ihr eigenes Leben oder um das Leben Ihrer Eltern oder eines anderen geliebten Menschen. Sie werden sich jetzt gleich auf eine dieser Ängste aus Ihrer Kindheit konzentrieren.

Sie können auf ein Erlebnis zurückgreifen, das Sie bereits in einem der vorausgegangenen persönlichen Rituale angesprochen haben, oder aber auf eine andere Erfahrung. Versetzen Sie sich zurück in eine Zeit, in der Sie klein waren und Angst empfanden. [Pause] Spüren Sie nun, wie Sie sich in der Zeitdimension zu diesem frühen Erleben Ihrer Todesangst zurückbewegen. [Pause] Wo sind Sie? Was passiert gerade? Wer ist dabei? [30 Sekunden Pause]
Sie werden jetzt ein Symbol dieser Ängste finden. Konzentrieren Sie sich auf eine Empfindung in Ihrem Körper, die mit diesem frühen Erlebnis zusammenhängt. Stellen Sie fest, in welchem Teil Ihres Körpers die Empfindung am stärksten ist. [Pause] Nehmen Sie wahr, welche Form die Empfindung hat – wo ihre Grenzen sind. [Pause] Sehen Sie, welche Farbe sie hat. [Pause] Erkunden Sie ihre Beschaffenheit. [Pause] Gleich werden Sie ein Symbol erkennen, das sich aus diesen Formen und Farben entwickelt.
Beobachten Sie, wie das Symbol erscheint. [Pause] Vielleicht sehen Sie tatsächlich ein Symbol vor sich entstehen, oder Sie spüren einfach, was es ist. Es wird sich gleich noch weiter entwickeln und zunehmend ausformen. Entspannen Sie sich, während es zunehmend an Klarheit gewinnt. [20 Sekunden Pause] Dieses Symbol steht für Ihre Todesangst, und Sie werden sich daran erinnern können, um es nachher auf Ihren Schild zu malen.
Richten Sie zunächst Ihre Aufmerksamkeit wieder auf Ihr frühes Erlebnis. Sehen Sie sich wieder als Kind, dem die Todesangst vertraut ist. [Pause] Nun stellen Sie sich einen Erwachsenen vor, der die Szene betritt. Der Erwachsene sind Sie selbst in Ihrem jetzigen Alter. Sie sind in der Zeit zurückgereist, um diesem kleinen, verängstigten Kind beizustehen. Als erwachsene Person fürchten Sie sich nicht vor der Angst und Verletzlichkeit, die Sie in dem Kind sehen. Sie fühlen sich vielleicht gerührt von der Unschuld des Kindes. Aus Ihrem Mitgefühl für dieses Kind heraus sind Sie in der Lage, ihm den Trost und die Zuneigung zu geben, die Sie damals so bitter

nötig hatten, als Sie klein und voller Angst waren. Stellen Sie sich jetzt vor, wie Sie diesen Trost und diese Zuwendung vermitteln. [30 Sekunden Pause] Neben Trost und Zuneigung haben Sie noch Ratschläge und Informationen über den zukünftigen Weg zu geben. Lassen Sie ein Gespräch sich entwickeln zwischen Ihrem heutigen Ich und diesem jüngeren Ich. Hören Sie auf die Worte, achten Sie auf die Gebärden, spüren Sie den Kontakt. [60 Sekunden Pause]
Nun legen Sie die Erwachsenen-Hände sanft auf das Kind und übertragen auf liebevolle Art friedvolle, heilende Energie in seinen kleinen Körper. Ihre Hände sind in der Lage, eine Heilung der alten emotionalen Wunden, die aus dieser Zeit übriggeblieben sind, herbeizuführen. [30 Sekunden Pause]
Es wird nun Zeit, diesem Kind in Ihnen Lebewohl zu sagen. Sie dürfen diesen jungen Menschen jetzt in den Arm nehmen. [Pause] Nehmen Sie sich noch ein paar Augenblicke Zeit, und sagen Sie ihm dann ein herzliches Lebewohl. [20 Sekunden Pause]
Rufen Sie sich noch einmal das Symbol in Erinnerung, das Ihre Todesangst darstellt. Empfinden Sie es nun anders? Bereiten Sie sich darauf vor, es auf Ihren Schild zu malen. [Pause] Atmen Sie einige Male tief ein und aus, und beginnen Sie, Ihren Körper zu strecken. [20 Sekunden Pause] Öffnen Sie Ihre Augen, und malen Sie das Symbol auf den Abschnitt Ihres Schildes, der mit »Todesängste« überschrieben ist. Beim Malen kann es passieren, daß das Symbol sich weiterverändert oder daß es mehr als ein Symbol zu malen gibt. Malen Sie, was Ihnen in den Sinn kommt. Wenn Sie mit Ihrer Zeichnung fertig sind, werden Sie wach sein, sich erfrischt fühlen, zuversichtlich und gerüstet, den Anforderungen des Tages kreativ gerecht zu werden.

Beschreiben Sie die Szene, an die Sie sich erinnerten, und das, was passierte, als Sie als Erwachsener dorthin zurückkehrten, in Ihrem Notizbuch. Denken Sie auch über die

Bedeutung des Symbols oder der Symbole nach, die Sie auf Ihren Schild gemalt haben. Überlegen Sie, ob Sie die Technik der kreativen Projektion benutzen wollen, wo Sie selbst zum Symbol »werden«, so, wie Sie es bereits getan haben, und sich selbst in der Gegenwart und der Ich-Form als dieses Symbol beschreiben, um so seine persönliche Bedeutung weiterzuerkunden.

Pegs Reise in die Vergangenheit und ihr Symbol der Todesangst

»Meine ganze Kindheit hindurch war meine Mutter sehr krank. Sie verbrachte die meiste Zeit zu Hause in einem Krankenhausbett. Ich kann mich sehr lebhaft daran erinnern, daß ich alle paar Wochen mithörte, wie sie meinem Vater in Panik aufgelöst mitteilte, sie werde bald sterben. Als ich in diese Zeit zurückreiste, erklärte ich dem kleinen Mädchen, daß dies bedeutet, daß seine Mutter Angst und Schmerzen hat. Ich gab mir größte Mühe, ihm klarzumachen, daß es das Elend, das es in seiner Mutter sah, nicht mit sich selbst in Verbindung bringen durfte. Als Kind hatte ich mir geschworen, genau das Gegenteil meiner Mutter zu sein, und dies hatte meine Persönlichkeitsentwicklung in entscheidender Hinsicht negativ geprägt. Ich sprach dies bei meinem Besuch in der Vergangenheit an. Ich erschien als eine erwachsene Person im Leben des jungen Mädchens, die ihm Unterstützung bot, anstatt nur seine stoische Haltung verbal zu verstärken. Ich zeigte ihm, wie es gezielt auf all dies reagieren konnte. Vor allem aber liebte ich diese kleine Person und akzeptierte sie so, wie sie war.
Mein Todesschildsymbol ist ein Krankenhausbett mit einer Menge medizinischer Geräte darauf. ›Ich bin ein Krankenhausbett. Ich habe viel Schmerz und panische Angst beherbergt. Ich bin ein Ort des Leidens und Sterbens. Ich kann deine Lungen mit meinen Sauerstoffpumpen weiteratmen

lassen. Ich kann dich mit Kochsalz- und Glukoselösungen vollpumpen und deine Elektrolyten im Gleichgewicht halten. Ich habe Katheter, um deine Blase in einen gelben Beutel zu entleeren, und ich habe extra große Windeln für dich zum Anziehen. Ich habe einen Knopf, den du drücken kannst, und früher oder später wird jemand kommen, um dich auf die Seite zu rollen und dir den Sabber vom Kinn zu wischen. Ich kann jede deiner Körperfunktionen unterstützen, vom Atmen über die Verdauung zur Bewegung, aber ich bin ein Ort zum Sterben, nicht zum Leben. Ich bin sehr, sehr bedrohlich.‹«

Roberts Reise in die Vergangenheit und sein Symbol der Todesangst

»Ich kam auf einen Alptraum zurück, den ich hatte, als ich noch sehr klein war. Ich bin nicht sicher, ob es eine Erinnerung ist oder nur Einbildung, aber ich empfinde es als sehr real. Ich wurde von einer lähmenden Panik erfaßt. Ich wollte schreien, konnte aber nicht. Ich konnte kaum meinen Mund öffnen. Nicht, daß ich in der Art blockiert gewesen wäre wie damals meine Mutter – ich war wie zugefroren.
Das Bild, das sich aus dem Gefühl der Kälte in meiner Brust entwickelte, war zunächst ein großer Eisblock. Dann wurde daraus ein Herz. Es war mein Herz. Gefroren. Kalt. Verängstigt. Ich erinnerte mich an das Wort *eiskalt* von meiner Erfahrung mit John Parnelli.
Als mein Erwachsenen-Ich zurückging, um das Kind zu finden, waren der Brustkorb und das Herz des Kindes eingefroren. Aus Angst, wie es schien. Ich legte meine Hände über das Herz. Das Herz begann aufzutauen. Das Kind fing zu schreien und zu weinen an. Ich hielt es einfach und gab ihm Verständnis und Trost. Da es nun fähig war, zu schreien, zu weinen und verstanden zu werden, verlor seine Lage ein wenig von ihrem Schrecken. Es waren keine Worte nötig. Ob

das Auftauen des Kinderherzens auch hilft, das Herz des Erwachsenen aufzutauen und von einer Kälte zu befreien, die aus einer Zeit stammt, als es sich einst gegen ungeheure, namenlose Bedrohungen empfindungslos gemacht hatte?«

Persönliches Ritual Nr. 6:

Eine Todesfabel entsteht: »Der Tod im Schatten der Angst«

Schreiben Sie in Ihr Notizbuch eine Todesfabel, oder sprechen Sie sie auf Band. Todesfabeln befassen sich mit ganz bestimmten Themen. Sie greifen eine eindrückliche Szene mit einem sterbenden Menschen auf; sie beziehen sich auf das Individuelle und das Universelle, das Bewußte und das Unbewußte; sie brauchen den allgemeingültigen Regeln der Logik nicht zu folgen; und sie sind oft durch Extreme gekennzeichnet (die Hauptperson kann sehr, sehr reich oder sehr, sehr arm sein, freundlich oder grausam, einfach oder weise). Sie können mit Ihrer Geschichte in jede erdenkliche historische Zeitperiode zurückgehen, sie in einer Stammesgemeinschaft, in einer Familie von Tieren oder Elfen oder in irgendeinem anderen Kontext spielen lassen. In Ihrer Todesfabel liegt die Hauptperson im Sterben, und sie ist sich dessen bewußt. Diese Person hat darüber hinaus die gleichen Todesängste, die Sie für sich selbst identifiziert haben. Alle anderen Details bestimmen Sie. Ihre Hauptperson kann männlich oder weiblich sein, jung oder alt; auch die Todesursache können Sie auswählen.

Nachdem Sie Pegs und Roberts Todesfabeln gelesen haben, suchen Sie sich einen bequemen Platz und legen Ihr Notizbuch in greifbare Nähe. Versetzen Sie sich in einen Zustand innerer Ruhe und Konzentration, und meditieren Sie über die Gestaltung der Todesfabel. Lassen Sie die Geschichte aus Ihrem tiefsten Inneren auftauchen. Schildern Sie die Umstände und beschreiben Sie ausführlich, wie die Person zum erstenmal erfährt, daß der Tod nicht mehr weit ist. Schildern Sie, wie er oder sie reagiert, wie der Sterbeprozeß voranschreitet und wie sich die letzten Momente gestalten. Sie können auch von der Beerdigung oder der Trauerfeier erzählen und den Nachruf beschreiben. Verfolgen Sie in Ihrer Geschichte den Sterbeprozeß dieser Person, und legen Sie dabei das Schwergewicht darauf, herauszuarbeiten, wie die Ängste der sterbenden Person den Prozeß prägen. Diese Geschichte zu entwickeln, in der die Todesängste der Hauptperson bestimmen, wie diese sterben muß, wird Ihnen eine Parabel dafür an die Hand geben, wie wichtig es ist, sich mit diesen Ängsten auseinanderzusetzen. Sie wird Ihnen vielleicht auch einige Hinweise liefern, wie Sie persönlich mit diesen Ängsten zurechtkommen können.

Pegs Fabel

»Die alte Hexe hat sich in der dunkelsten Ecke ihrer Hütte zusammengekauert und starrt mit blutunterlaufenen Augen auf die umherkriechenden Schatten. Jeder pulsierende, zukkende Schatten ist der Inbegriff einer bösen Tat, die sie selbst begangen hat. An der Wand entlang schleicht der Geist ihrer Boshaftigkeit und nähert sich ihr, nach Blut lechzend. Gepeinigtes Stöhnen kommt von der Decke herab – Stimmen, die widerhallen von ihrem boshaften Geschwätz, ihren Verleumdungen der Nachbarn, ihrer Diffamierung ehrlicher Anstrengungen anderer. Die Habgier sitzt auf dem Stuhl der Hexe und schlabbert die magere Mahlzeit eines Bettlers in sich hinein, um sich den eigenen, sanft hervorgewölbten Bauch zu füllen.

Sie stößt ihren Atem voller krächzender Flüche aus, gegen prächtig gedeihende Kinder gerichtet, denen sie die Fäulnis an den Hals wünscht. Ein Gestank von Stolz, beißend wie verbranntes Haar, erfüllt den Raum. Der Hexe fährt panische Angst ins Gedärm; in ihrer Panik stellen sich auf der schmierigen, fettigen Haut ihres Rückens steife Stacheln grauer Haare auf. Der Tod steht vor der Tür, und diese Erinnerungen sind nichts anderes als Lakaien des Todes, die gekommen sind, um die sterbende Hexe mit den Abscheulichkeiten ihres Lebens zu foltern.
Die Hexe fällt auf die Knie, als der Tod die Hütte betritt. Der Tod kommt in der Gestalt eines offenen, schwarzen Mauls, mit einer lila Zunge und voller Haizähne. Seine bleichen Lippen greifen nach ihr, als sei sie ein Happen auf einer Gabel. Die Hexe schreit und vergräbt ihren Kopf, zu verängstigt, um zu verhandeln oder in Reue zu beichten. Die entsetzlich wütende Zunge schnellt mit einem Mal vor, und die Hexe ist verschlungen. Die Schatten der Gier, der Verleumdung und des Hasses sind nicht ausgetrieben worden und tollen in ihrem leeren Zimmer umher.«

Roberts Fabel

Robert schrieb seine Todesfabel in der Woche nach dem schrecklichen Erdbeben in Armenien. Noch immer wurden Überlebende gerettet, nachdem sie zehn Tage lang lebend begraben gewesen waren. Eine eindrückliche Geschichte in den Nachrichten erzählte von einer Frau, die mit ihrer kleinen Tochter über eine Woche lang unter den Trümmern eingeschlossen war und die sich mit einer Glasscherbe die Haut aufgeritzt hatte, damit ihre Tochter ihr Blut saugen konnte. Robert konnte nicht aufhören, ständig solchen Erzählungen nachzuhängen, und sie liefern den Hintergrund für seine Todesfabel.

»In Leninakan war Robchinko Ryzhkov in seinem Büro im dritten Stock gerade am Telefon, als das Beben begann. Innerhalb von zwei Sekunden war er unter seinem Schreibtisch. Zunächst gab es eine kurze Ruhepause, dann rutschte der schwere Schreibtisch quer durch den Raum und schob ihn dabei gewaltsam mit. Ganz plötzlich hörte er ein ohrenbetäubendes Geräusch, und gleichzeitig kippten die Wände weg. Auf einmal gab der Boden unter ihm nach. Als er zu sich kam, war alles dunkel. Er wußte nicht, wo er war; er spürte nur, daß sein Kopf weh tat, daß er sein rechtes Bein nicht bewegen konnte und daß er unter einem großen, kalten und harten Gegenstand festgeklemmt war, der sich vielleicht zehn Zentimeter über ihm befand. Er war auf seinem Rücken liegend gefangen und konnte sich nicht rühren.

Zuerst dachte er, er träumte dies alles. Dann kam ihm ein Erinnerungsfetzen, wie er unter seinen Schreibtisch getaucht war, und mit einem Gefühl des absoluten Horrors wurde ihm klar, daß dies nur allzu wirklich war. Er schrie um Hilfe. Stille. Er schrie und schrie und schrie und schrie. Er stemmte sich mit aller Kraft gegen den eingestürzten Balken, der ihn eingeklemmt hielt. Er gab nicht nach. Er versuchte sich unter ihm herauszuwinden. Sein rechtes Bein war hoffnungslos in etwas verfangen, daß er weder sehen noch mit seinen Händen greifen konnte. Wieder schrie er und schrie und schrie, bis sich seine Schreie erschöpft hatten und nur noch ein leises Stöhnen übrigblieb.

Dann kam ihm die Erkenntnis, daß er in dieser schrecklichen Lage langsam sterben würde. Er fühlte sich so einsam wie noch nie in seinem Leben, und panische Angst verdunkelte seinen Geist. Er hörte einen schrillen Schrei in sich hochkommen und war zu keinem Gedanken fähig. Da er nicht in der Lage war, seine Fassung wiederzufinden, konnte er dem Leben, das er gelebt hatte, und den Menschen, die er geliebt hatte, nicht seinen letzten, stillen Respekt erweisen. Und er konnte nicht den Versuch unternehmen, sich mit seinem Schicksal zu versöhnen. Endlose Stunden lang war er seiner

Panik ausgeliefert. Er begann, in alptraumerfüllte Anfälle von Schlaf wegzusacken. Bevor er zum letzenmal das Bewußtsein verlor, trug er bei seinem verzweifelten Kampf, bei Bewußtsein und in seinem Körper zu bleiben, immer noch einen Ausdruck von panischer Angst und Schrecken.«

Mit diesen drei persönlichen Ritualen, die im morbiden Ausgang ihrer Todesfabeln gipfeln, haben Peg und Robert an den Festen ihrer Todesverleugnung gerüttelt. Sie haben tiefsitzende Todesängste zutage gefördert und ihnen direkt ins Auge geblickt. In der nächsten Stufe des Programms werden die beiden Wege erkunden, wie sie mit diesen Ängsten angemessener umgehen und damit beginnen können, diese zu überwinden. Auch Ihnen werden Anleitungen gegeben werden, wie Sie zu einem konstruktiven Umgang mit den Ängsten, die Sie bisher im Laufe des Programms identifiziert haben, gelangen können.

Die zweite Stufe:

Transzendierung der Todesangst

»Die Menschheit befindet sich auf halbem Wege zwischen den Göttern und den Tieren«, schrieb der römische Philosoph Plotin. Ken Wilber erklärt, daß diese Position – auch wenn wir uns im Laufe der Evolution von den Tieren entfernen und den Göttern näher kommen – ein schreckliches Dilemma darstellt. Die Tiere sind sterblich, aber sie wissen es nicht. Die Götter sind unsterblich, und sie wissen es. »Der armselige Mensch jedoch, schon nicht mehr Tier und noch nicht Gott, wurde zu einer unglücklichen Mischung: Er ist sterblich, und er weiß es.«[1] In dem Ausmaße, in dem mit der Evolution seine Erkenntnisfähigkeit wächst, wird der Mensch sich seines »sterblichen, vom Tode gezeichneten Schicksals« mehr und mehr bewußt.

Es gibt unterschiedliche Ansichten zu der Frage, ob wir in unserem Verhältnis zur Sterblichkeit den Tieren oder den Göttern näher stehen. Einige halten es für ganz offensichtlich, daß wir alle wie Tiere vergehen und damit alles zu Ende ist. Andere halten es mit der gleichen Sicherheit für einleuchtend, daß ein Teil unseres Wesens, ein Kern, den wir vielleicht als die Seele bezeichnen, nach dem physischen Tod weiterlebt. Die Belege für beide Positionen in diesem Streit können unterschiedlich interpretiert werden, und so müssen wir alle letztendlich für uns selbst entscheiden, woran wir uns als Bezugspunkt für unser Verständnis von Leben und Tod halten. Aber ob jemand nun großen Trost in der Vorstellung eines Himmels oder einer anderen Vision vom Leben nach dem Tod findet, ob er von Bildern einer vom Teufel beherrschten Hölle gepeinigt wird, oder ob er sich ganz sicher ist, daß es kein Weiterleben nach dem Tode gibt: das Streben nach »symbolischer Unsterblichkeit«, so wie Robert Jay Lifton den Begriff versteht,[2] scheint in der Psyche der meisten Menschen eine treibende Kraft darzustellen.

Lifton beschreibt fünf Modi, durch welche der Mensch versucht, symbolische Unsterblichkeit zu erlangen und so den Tod zu transzendieren. Der erste Modus ist die biologische Unsterblichkeit, verkörpert durch Familienkontinuität und der Vorstellung einer endlosen biologischen Kette zu den eigenen Söhnen und Töchtern, deren Nachkommen und immer so weiter bis in alle Ewigkeit. Ein zweiter Modus besteht darin, symbolische Unsterblichkeit durch eigene schöpferische Leistungen zu erreichen, »ob durch großartige Kunstwerke, durch Literatur und Wissenschaft oder durch bescheidenere Einflußnahmen auf die Menschen um uns herum«.[3] Dabei verschaffen wir uns Trost aus dem Wissen heraus, daß unsere höchsten Anstrengungen zur Geschichte der Menschheit beitragen. Ein dritter Modus symbolischer Unsterblichkeit bezieht sich auf eine Identifizierung mit der Natur, ein Wissen, daß die natürliche Welt unseren physischen Untergang überleben wird und daß wir, »Erde zu Erde, Staub zu Staub« dieser natürlichen Welt zurückgegeben werden.

Ein vierter Modus, den Tod zu transzendieren, beinhaltet den Glauben an »eine besondere Vorstellung von einem Leben nach dem Tod ..., nicht nur in Form von ›Überleben‹, sondern als Befreiung von der Last des profanen Lebens hin zu einer höheren Ebene der Existenz.« Lifton glaubt, daß »das gemeinsame Band aller großen Religionen die geistige Suche und Verwirklichung des heroischen Religionsstifters [ist], die ihn befähigen, dem Tod zu begegnen, ihn zu transzendieren und Generationen von Gläubigen als Nachahmungsmodell zu dienen ... Es wird einem die Möglichkeit gegeben, in einem zeitlosen Reich endgültiger und den Tod transzendierender Wahrheiten wiedergeboren zu werden.«[4]

Liftons fünfter Modus, die »erfahrene Transzendenz«, basiert auf einem inneren Erleben, »einem so intensiven und allumfassenden Zustand, daß Zeit und Tod verschwinden [und] Gefühle von ungewöhnlicher psychischer Geschlossenheit, Wahrnehmungsintensität und von unauslöschlichem Erleuchtetsein und Verstehen«[5] vorherrschen. William James untersuchte die Auswirkung solcher Erfahrungen und berichtete, daß »bestimmte wohlumschriebene und eindrückliche mystische Zustände gewöhnlich einen entscheidenden Einfluß auf die Menschen haben, die sie erleben ... Mystische Erfahrungen sind für diejenigen, die sie erleben, in gleicher Weise reale Wahrnehmungen, wie es Sinnesempfindungen für uns nur sein können.«[6] Wir werden uns im dritten Schritt des Programms auf das Konzept der erfahrenen Transzendenz und auf dessen herausfordernde Implikationen für unser Todesverständnis konzentrieren.

Unterbrechen Sie an dieser Stelle kurz Ihre Lektüre, und denken Sie über das Konzept der »symbolischen Unsterblichkeit« nach. In welchen Formen äußert sich das Streben nach symbolischer Unsterblichkeit bei Menschen, die Sie kennen? Wie äußert es sich in Ihrem eigenen Leben? Haben Sie Söhne oder Töchter, die das biologische Erbgut, daß Sie von Ihren eigenen Eltern mitbekommen haben, in die Zukunft weitertragen werden? Was wird in der Welt von Ihren Leistungen oder Einflüssen auf andere weiterwirken? Inwiefern schöpfen Sie aus dem Gedanken Trost, daß Sie Teil der natürlichen Welt sind und daß die Natur weiterbestehen wird, nachdem Ihre eigene physische Existenz wieder in ihr aufgegangen ist? An welche Überzeugungen oder Vorstellungen glauben Sie – ob religiös begründet oder nicht –, die angesichts des Todes und dem, was folgt, Trost spenden oder Sinn geben? Erscheint es Ihnen intuitiv schlüssig, daß Sie während der begrenzten Zeit, die Ihnen hier auf der Erde gegeben ist, über diese Zugangswege zur symbolischen Unsterblichkeit zu einem tieferen inneren Frieden und einem Gefühl der Sinnhaftigkeit gelangen können?

In diesem zweiten Schritt unseres Programms werden Ihnen nun drei weitere persönliche Rituale vorgestellt. Das erste ist darauf ausgerichtet, Ihnen bei der weitergehenden Analyse der todesbezogenen Ängste zu helfen, damit Sie diesen Ängsten dann zunehmend effektiver begegnen können. Im zweiten Ritual werden Sie mystisches Erleben und symbolische Unsterblichkeit erkunden. Das dritte Ritual umfaßt die Entwicklung einer weiteren Todesfabel, die dieses Mal Ihre Vision einer Person widerspiegelt, die mit dem Tod ihren Frieden geschlossen hat.

Persönliches Ritual Nr. 7: Der Angst ins Antlitz schauen

Angst, bemerkt Yalom, kann »sowohl ein Führer als auch ein Feind [sein] und kann den Weg zur authentischen Existenz weisen«[7]. Er betont, daß Angst zwar durchaus zur Steigerung der Aufmerksamkeit dienen kann, daß aber, wenn man einer der Hauptaufgaben des reifen Erwachsenen gegenübersteht, nämlich mit der »Realität des Verfalls und dem Nachlassen seiner Kräfte«[8] klarzukommen, die Fähigkeit entscheidend ist, die Angst auf Ausmaße zu reduzieren, die bewältigt werden können. Eine Strategie, die Yalom zur Angstreduzierung empfiehlt, besteht darin, die Angst zu benennen und zu erkunden, so wie Sie es in den vorausgegangenen Ritualen bereits getan haben, und sie in spezifische Angstkomponenten aufzubrechen, so wie Sie es in diesem Ritual tun werden. Er erklärt, daß man sich »einer Angst, die man weder verstehen noch lokalisieren kann, nicht stellen [kann], und sie wird darum um so schrecklicher: Sie erzeugt ein Gefühl der Hilflosigkeit, welches unabwendbar weitere Angst hervorbringt«[9]. Aber er versichert, daß es »von nicht

geringer Bedeutung [ist], daß man in der Lage ist, die Ereignisse in seinem Leben in einem zusammenhängenden und vorhersagbaren Muster zu ordnen und sie zu erklären. Etwas zu benennen, es in einer kausalen Folge einzuordnen, bedeutet, daß wir anfangen, es als unter unserer Kontrolle stehend zu erfahren ... Ich glaube, daß das Empfinden von Stärke, das aus dem Verstehen fließt, sogar für den Bereich unserer grundlegenden existentiellen Situation gilt: Jeder von uns fühlt sich weniger unnütz, weniger hilflos und weniger allein, ironischerweise sogar dann, wenn das, was wir zu verstehen im Begriff sind, die Tatsache ist, daß jeder von uns im Grunde hilflos und ... allein ist.«[10]
Daher macht Yalom dem Leser Mut zu einer »rationalen Analyse« der Todesfurcht, um die unterschiedlichen Furchtkomponenten aufzuschlüsseln, wobei die Hauptstrategie darin besteht, »Gefühle der Hilflosigkeit von der wahren Hilflosigkeit zu trennen, die von der Begegnung mit unserer unveränderbaren existentiellen Situation herrührt«[11]. Unter den Komponenten der Furcht, die er auflistet, sind der Schmerz des Sterbens, die Furcht vor einem Leben nach dem Tod und vor dem Unbekannten, Sorgen um die Familie, Furcht um seinen Körper, vor Einsamkeit und Regression, und der Umstand, daß »in den leistungsorientierten westlichen Ländern der Tod auf seltsame Weise gleichgesetzt [wird] mit Versagen.« Er betont, daß »jede dieser Furchtkomponenten, wenn sie getrennt und rational untersucht werden, weniger furchterregend [ist] als die gesamte Gestalt«[12]. Yalom diskutiert die Möglichkeiten, wie Patienten spürbar Kontrolle über die Umstände, die ihre Gesundheit und Lebensqualität beeinflussen, ausüben können, indem sie zum Beispiel sozial aktiv werden oder »mit Freude entdekken, daß sie wählen können, Dinge nicht zu tun, die sie nicht tun wollen«. Er bemerkt schließlich: »Wenn alles andere jenseits der Kontrolle zu liegen scheint, sogar dann hat man die Macht, seine eigene Haltung gegenüber seinem Schicksal zu kontrollieren.«[13]

In diesem Ritual werden Sie aus den in den vorausgegangenen Ritualen identifizierten Furchtkomponenten oder Angstbereichen eine, zwei oder drei davon auswählen, und zwar diejenigen, die Sie am stärksten beunruhigen. Diskutieren Sie in Ihrem Notizbuch umsetzbare Strategien, wie Sie sich diesen Bereichen, die Sie als Komponenten Ihrer Todesfurcht diagnostiziert haben, mit Verständnis und einem Gefühl persönlicher Kompetenz annähern können. Lassen Sie Ihre bisherigen Erfahrungen in den einzelnen Schritten des Programms Revue passieren, und greifen Sie Ihre signifikantesten Ängste heraus. Formulieren Sie für jede dieser Ängste einen Titel in Ihrem Notizbuch, und stellen Sie sich unter jeder dieser Überschriften und bezogen auf jedes genannte Element der Angst folgende drei Fragen:

- Mit welchen Annahmen ist diese Angst verknüpft?
- Wie hoch ist die Wahrscheinlichkeit, daß die gefürchteten Umstände eintreffen könnten?
- Was kann ich dazu beitragen, diese Wahrscheinlichkeit oder die Intensität zu beeinflussen?

Schließen Sie dieses Ritual danach ab, indem Sie das, was Sie aufnotiert haben, mit wenigstens einer Ihnen nahestehenden Person besprechen.

Pegs Analyse

Peg machte sich Gedanken, welche Annahmen in ihre Furcht vor Alter und Krankheit einflossen, und sie schrieb: »Krankheit und fortgeschrittenes Alter, das sind Zeiten reduzierter Kraft. Ohne Kraft keine Würde. Also kann die Würde durch körperliche Voraussetzungen untergraben werden.« Zu der Wahrscheinlichkeit, mit der die befürchteten Umstände eintreten könnten, stellte sie fest: »Die ist, von der allgemeinen Bevölkerung geschlossen und wenn ich den Statistikern

Glauben schenken will, ziemlich hoch. Abhilfe wäre darin zu suchen, bei guter Gesundheit zu bleiben oder früher zu sterben oder irgendwie Quellen innerer Kraft zu finden, die stärker sind als die Herausforderungen des von mir angenommenen schlimmsten Szenarios. Vielleicht ist die Demenz des Alters eine gnädige Sache. Als Hilda im Altenheim ihr Hüftgelenk brach, da glaubte sie, sie wäre über einen Ballen Heu in ihrem Ziegenstall gestolpert. In gewisser Weise war *sie* überhaupt nicht wirklich im Heim.«

In ihrer Überlegung, was sie tun könnte, um die Wahrscheinlichkeit des Eintretens ihrer Befürchtungen zu verringern beziehungsweise die Schwere zu mildern, gab sich Peg selbst folgenden Rat: »Gut leben. Aktiv bleiben. Auf die Bedürfnisse meines Körpers achten. Mich um Geist und Seele kümmern. Ihnen Gutes tun. Meine Familie und Freunde wissen lassen, was ich möchte. Vertrauen. Einen würdigen Ausweg planen für den Fall, daß ich mit meinem Schicksal nicht einverstanden bin. Visualisierung üben, damit ich etwas zu tun habe, falls ich jemals an ein Krankenhausbett gefesselt sein sollte. Schlau sein. Weise sein. Darauf vertrauen, daß letztlich aus allem Schweren etwas Gutes kommt. Atmen.«

Roberts Analyse

Robert dachte darüber nach, warum die Furcht, verstümmelt zu werden, ein solch starkes Element seiner Todesangst war. »Das erklärt sicher einen wichtigen Teil meiner Furcht vor dem Tod. Wenn ich der Angst vor Verstümmelung mehr Aufmerksamkeit widme, wird sie abgegrenzt sichtbar, und das gibt mir die Chance, zu erkennen, an welcher Stelle ich dieses mögliche Schicksal beeinflussen kann. Zunächst einmal ist es hilfreich, zu sehen, daß es ein mögliches Schicksal ist, kein gewisses. Und es ist auch wichtig, zu wissen, daß es ein Schicksal ist, welches Menschen tatsächlich ereilt – und dieser Möglichkeit ins Auge zu blicken, indem ich akzeptiere,

daß es mir passieren könnte. Nur durch glückliche Fügung bin ich hier.
Ich fange an, zu sehen, wie ich mich total in meine Ängste verheddere, wenn andere von tragischen Schicksalsschlägen getroffen werden. Ich versuche, mich selbst gegen das Geschehene abzuschotten und mich emotional von den Menschen, die verletzt wurden, zu distanzieren. Ich bin beschämt, daß ich ›noch keine Zeit gefunden habe‹, mich nach seinem Unfall bei Neil Johnson zu melden. Zum Teil liegt es daran, daß ich vor der Peinlichkeit Angst hatte – ich wußte nicht, was ich sagen sollte. Vielleicht sollte ich mir besser Gedanken darüber machen, was ich sagen kann. Vielleicht muß ich mit meiner panischen Angst, einen Arm zu verlieren oder nicht mehr gehen zu können, einfach ein bißchen realistischer umgehen.
Ich erinnere mich an dieses Meditationsseminar, bei dem der vietnamesische heilige Mann [Thich Nhat Hanh] darüber sprach, wie das Leiden, das wir um uns herum sehen, uns eine Gelegenheit gibt, Mitgefühl zu entwickeln, welches die Buddhisten für das edelste der Gefühle halten. Statt auf das Mißgeschick des anderen mit Furcht oder Mitleid oder Schuldgefühlen zu reagieren – alles Reaktionen, die Distanz schaffen – lehrt er, daß wir solche Begebenheiten als Möglichkeiten verstehen und nutzen können, das Öffnen unseres Herzens zu üben und unser Einssein mit allen anderen Wesen zu begreifen. Bei der Veranstaltung damals schien mir das eher abstrakt, aber jetzt ist es mir einsichtiger. Mir gefiel der Segen, den er vor Mahlzeiten sprach: Nachdem er die ästhetische Schönheit des Essens gewürdigt hatte, nahmen wir uns einen Moment Zeit, für all die Menschen, die an diesem Tag kein solches Mahl genießen konnten, Mitgefühl – nicht Schuldgefühle – zu empfinden. ›Nur durch glückliche Fügung bin ich hier.‹ Wenn ich dies als Aspekt meines Mitfühlens mit anderen, die von einer Tragödie getroffen wurden, erkenne, dann kann mir dies vielleicht in bezug auf solche Dinge mehr Mut machen und mich besser auf alle Eventualitäten vorbe-

reiten. Vielleicht wäre es sehr gut für mich – und nicht nur eine Pflicht oder Höflichkeit –, mit meinen eigenen Ohren zu hören, wie es Neil bei seinem persönlichen Kampf ergeht. Es könnte sogar eine gute ›emotionale Schutzimpfung‹ sein, sich die blutigen Einzelheiten seines Unfalls anzuhören, zu erfahren, wie es für ihn war, sich mit seinen Verlusten auseinanderzusetzen, und sich mit offenem Herzen anzuhören, wie er kämpft, damit zurechtzukommen.

Ich kann in bezug auf meine Angst vor Verstümmelung noch mehr tun. Ich kann zwar weder einen Flugzeugabsturz noch einen Akt sinnloser Gewalt verhindern, aber ich kann angemessene Vorsichtsmaßnahmen ergreifen und mich bei dem, was ich tue, stärker von der Einsicht leiten lassen, daß vieles von dem, was ich wertschätze und genieße, zerbrechlich ist. Wenn ich diese Erkenntnis konsequent weiterverfolge und aus einer Wertschätzung meiner Segnungen heraus handle, wird dies eine sehr viel bessere Einstellung bewirken. Außerdem werde ich, wenn ich mir die Bewußtheit der Zerbrechlichkeit der von mir geschätzten Dinge erhalte, so leben, daß ich im Falle einer ernsten Verletzung mir wenigstens nicht meine eigene Dummheit als Ursache vorwerfen muß. Ich denke, es gibt ein paar Situationen, in denen ich ein erhöhtes Risiko in Kauf nehmen würde, aber selbst in diesem Fall hätte ein tragisches Geschehen einen anderen Stellenwert, wenn diesem eine freie und bewußte Entscheidung zugrunde läge.

Und dann heißt es oft genug: ›Noch einmal Glück gehabt!‹ Auch dies gehört zum Thema. Das Bewußtsein, daß ein plötzlicher und tragischer Verlust an Lebensqualität hinter jeder Ecke lauern könnte, erinnert mich wiederum daran, wie kostbar der Augenblick ist. Dann wird mir vor allem wichtig, mehr erfüllte Zeit mit Dawn zu verbringen, mehr Zeit in der Natur und mehr Zeit mit guter Musik und guten Büchern. Ich habe keine Ahnung, warum ich eigentlich nicht öfter in diese geliebten Welten versinke. ›Zu beschäftigt‹ scheint da angesichts von Neils Elend eine lahme Ausrede zu sein.«

Sie sehen, wie Robert an diesem Widerspruch zu knabbern hat: der Erkenntnis einerseits, daß es ihm guttäte, »öfter in diese geliebten Welten zu versinken«, und dem Bewußtsein andererseits, daß er dies nicht tut. Später wird er herausgefordert werden, effektive Schritte einzuleiten, um dieses Muster zu ändern.

Persönliches Ritual Nr. 8:

»Symbolische Unsterblichkeit« und »heilige Zeit«

Viele spirituelle Traditionen unterscheiden das Erleben profaner, »gewöhnlicher« Zeit von einem aus dem Alltäglichen herausgehobenen Erlebnis mystischer, »heiliger« Zeit. Das Maß für diese außergewöhnliche Zeit setzt uns nicht die Uhr, sondern das Herz. Wenn wir uns angesichts des Sonnenuntergangs in Staunen verlieren, so betreten wir diese Dimension heiliger Zeit. Manchmal erwachen wir aus einem inspirierenden Traum und spüren, daß wir aus dem Erleben heiliger Zeit herauskommen. Und eine der schönsten Eigenschaften der Liebe ist ihre Fähigkeit, uns aus unserer Alltagswelt zu erheben und uns dieses Heilige spüren zu lassen. Einen weiteren Zugangsweg, der uns diesem Erleben öffnen kann, bieten beispielsweise Gebet und Meditation, durch die wir unsere Aufmerksamkeit nach innen richten. Der große Religionswissenschaftler Mircea Eliade bemerkte, daß das Heilige oft in der schwärzesten Stunde hervorbricht und den einzelnen und die Welt läutert und Ordnung wiederherstellt.[14] An diese Beobachtung sollten wir uns schon allein deswegen erinnern, weil darin so viel Hoffnung liegt.

Wir möchten Sie ermutigen, die folgende Anleitung zur Imaginationsreise im Sinne eines Zugangsweges zum Erleben »heiliger Zeit« zu nutzen. Bereiten Sie sich vor, indem Sie sich eine entspannende und gleichzeitig anregende Atmosphäre schaffen. Verwenden Sie Kerzen, sanftes Licht, inspirierende Kunstwerke und was Ihnen sonst an Gestaltungselementen einfällt, die für Sie die Erfahrung bereichern könnten. Sorgen Sie dafür, daß Sie in Ihrem Raum vor Unterbrechungen, zum Beispiel durch Telefonanrufe, sicher sind. Überlegen Sie sich, ob Sie beim Aufnehmen der Instruktionen auf Band spirituell anregende Musik im Hintergrund laufen lassen wollen. Dies gilt auch, wenn Sie auf Ihre eigene Weise den Rahmen für Ihre Erfahrung so gestalten, daß es der Absicht des Rituals entspricht. Ihr Notizbuch, Ihr Todesschild und Ihre Farbstifte sollten in greifbarer Nähe liegen. Schaffen Sie die Voraussetzungen dafür, dieses Ritual in einer Stimmung durchzuführen, die die Möglichkeit für ein Eintauchen in den Raum außergewöhnlicher, heiliger Zeit eröffnet. Tiefe Entspannung, Meditation oder körperliche Bewegung wie Laufen, Schwimmen oder freies Tanzen kann Ihnen helfen, sich einen solchen Raum zu öffnen. Wenn Sie bereit sind, mit der Visualisierungsübung zu beginnen, nehmen Sie eine bequeme Stellung ein, atmen Sie tief ein und schließen Ihre Augen.

Der Pfad, dem Sie nun folgen werden, um zu der heiligen Zeit zu gelangen, ist durch körperliche Entspannung und schöne Erinnerungen geprägt. Machen Sie es sich bequem – nehmen Sie sich Zeit, zu einem Gefühl der inneren Ruhe, des Friedens und der Wärme zu gelangen. [Pause] Danken Sie Ihrem Körper für seine harte Arbeit und seine guten Dienste. [Pause] Erkunden Sie, welche Teile Ihres Körpers besondere Aufmerksamkeit, Heilung oder Erholung brauchen. Stellen Sie sich vor, wie eine warme, wissende Hand, gefüllt mit wohlriechender Salbe, diese Körperteile sanft berührt und dabei Anerkennung und Dankbarkeit zum Ausdruck bringt. [Pause] Konzentrieren Sie sich ganz darauf, und spüren Sie die fließende, beruhigende

Entspannung, die diese wunden und erschöpften Stellen erreicht. [30 Sekunden Pause]
Während Sie sich auf meine Stimme konzentrieren, blenden sich alle anderen Geräusche aus. Sie sind wohlgerüstet für diese Reise in die heilige Zeit. Sie haben jederzeit die Möglichkeit, zum gewöhnlichen Bewußtsein zurückzukehren, indem Sie einfach die Augen öffnen und vollständig ausatmen. Sie können sich aber ebenso dafür entscheiden, sich auf eine Entdeckungsreise in Ihre innere Welt zu begeben. Sie werden sich an alles, was für Sie aus dieser Übung wichtig ist, erinnern, und Sie werden voller Einsicht und Energie von dieser Reise zurückkehren. Sie können sich jederzeit bewegen und Ihre Haltung nach Bedürfnis verändern, indem Sie gähnen und sich strecken und so lange probieren, bis sich Ihr Körper wohl fühlt.
Beginnen Sie nun damit, daß Sie sich die Augenblicke Ihrer Vergangenheit vergegenwärtigen, die Ihnen besonders heilig sind. [Pause] Erinnern Sie sich an einen Augenblick gemeinsam empfundener Liebe. [Pause] Rufen Sie sich die Empfindungen beim Anblick eines neugeborenen Kindes in Erinnerung; [Pause] den Moment der Ergriffenheit beim Anblick eines Sonnenuntergangs, eines Wasserfalls oder einer Meeresküste; [Pause] das Erlebnis, wahrhaft inspirierende Musik zu hören; [Pause] ein großartiges Kunstwerk zu sehen; [Pause] den Durchbruch Ihrer eigenen Kreativität; [Pause] den Aufenthalt in einer ehrfurchtgebietenden Kathedrale oder an einem anderen Ort der Anbetung. [Pause] Konzentrieren Sie sich auf ein Erlebnis, das Sie ganz besonders beflügelt hat. [Pause] Lassen Sie die Erinnerung lebendig werden. [Pause] Durchleben Sie es noch einmal mit allen Ihren Sinnen. Atmen Sie in dieses Bild hinein, [Pause] in die Geräusche, [Pause] die Empfindungen. [Pause] Sie können ganz in dieser Erinnerung aufgehen. [20 Sekunden Pause] Sie werden mich jetzt gleich zählen hören, von eins bis sieben. Wenn Sie die Zahl Sieben hören, werden Sie vollständig entspannt sein und tief zum Erleben heiliger Zeit vorgedrungen sein.

Eins. Während Sie die Empfindung dieser Erfahrung genießen, massiert die heilende Hand vorsichtig Ihren Rücken, Ihre Schultern und den Nacken. Sie seufzen vor Zufriedenheit.
Zwei. Die heilende Hand bewegt sich zu Ihrem Gesicht, massiert Ihre Stirn, die Augen, Wangen, Kopfhaut, den Mund und den Kiefer. Jeder Atemzug weitet Ihr Bewußtsein. Ohne äußeren Druck kann Ihr Empfinden der heiligen Zeit immer tiefer werden.
Drei. Die Muskeln und Gelenke Ihrer Arme und Beine werden durch die Berührung der heilenden Hand erfrischt und verjüngt. Sie atmen vollständig aus und fühlen sich von Grund auf lebendig und entspannt.
Vier. Die heilende Hand findet verwundete oder erschöpfte Stellen in der Körpermitte – im Becken, an Hüften, Hintern, Genitalien, Magen, Wirbelsäule, Rippen, Herz – und pflegt sie mit zarter Berührung.
Fünf. Die heilende Hand fährt fort, Ihre Schmerzen aufzuheben, während Sie Ihre ganze Müdigkeit, Ihre Verletzungen und verlorenen Hoffnungen mit dem Ausatmen loslassen. Ihre Atmung ist tief und angenehm.
Sechs. Im Zustand völliger Entspannung bemerken Sie ein angenehmes Prickeln auf Ihrer Haut. Sie lächeln und empfinden tiefen Frieden.
Sieben. Ihr Herz ist offen. Sie gehen in angenehmen, warmen Empfindungen auf. Ihr Atmen füllt den Augenblick. Sie befinden sich in heiliger Zeit. [20 Sekunden Pause]
Atmen Sie weiterhin tief, beobachten Sie, wie Ihr Atem steigt und fällt. [Pause] Ihr Geist ist völlig klar, und Sie genießen das außerordentliche Bewußtsein dieses Augenblicks. [60 Sekunden Pause]
Aus diesem Zustand erhöhter Aufmerksamkeit heraus gelangen Sie zu einem Gefühl inneren Friedens gegenüber dem Leben und dem Tod. Es wird Ihnen möglich, vieles zu sehen, das Sie an Ihrem Leben schätzen, und sich an der Person, die Sie sind, zu freuen. [Pause] Erinnern Sie sich an Ihre früheren Überlegungen über Ihr Verhältnis zur »symbolischen Unsterb-

lichkeit«. Durch welche Haltungen und Handlungsweisen bekommt Ihr Leben Sinn? [30 Sekunden Pause]
Sie sind nun auch in der Lage, alternative Haltungen und Handlungsweisen zu erkennen, die Ihnen zu noch tiefer gehender Erfüllung und einem umsetzbaren Empfinden »symbolischer Unsterblichkeit« verhelfen würden. Werden Sie sich jetzt solcher Haltungen und Handlungsweisen bewußt, die Ihr Leben bereichern könnten. [20 Sekunden Pause] Und nun stellen Sie sich vor, wie Sie aus diesen Haltungen heraus Ihr Leben gestalten oder wie Sie diese Handlungsweisen umsetzen. [Pause] Sehen, fühlen und spüren Sie sich selbst in der Umsetzung einer Lebensweise, die Ihnen ein Gefühl größeren Friedens verschafft und Ihrem sterblichen Dasein mehr Sinn gibt. [Pause] Atmen Sie in diese Erfahrung hinein. Genießen Sie dieses Empfinden. [60 Sekunden Pause]
Richten Sie Ihre Aufmerksamkeit auf eine Empfindung in Ihrem Körper, die mit dieser Vorstellung eines zufriedeneren und erfüllteren Lebens in Zusammenhang steht. Achten Sie darauf, in welchem Teil Ihres Körpers diese Empfindung am stärksten ist. Nehmen Sie wahr, welche Form die Empfindung hat, wo ihre Grenzen sind. [Pause] Sehen Sie, welche Farbe sie hat. [Pause] Erkunden Sie ihre Beschaffenheit. [Pause] Gleich werden Sie ein Symbol erkennen, das sich aus diesen Formen und Farben entwickelt, die für ein Leben stehen, das seine Wurzeln in einem tiefen inneren Frieden hat.
Beobachten Sie, wie das Symbol erscheint. [Pause] Vielleicht sehen Sie tatsächlich ein Symbol vor Ihrem inneren Auge entstehen, oder es entsteht einfach ein Gefühl dafür, was es ist. Das Symbol wird sich mit der Zeit noch weiterentwickeln. Entspannen Sie sich, während es zunehmend an Klarheit gewinnt. [20 Sekunden Pause]
Während ein passendes Symbol dieser bereicherten Lebensweise Form gewinnt, bereiten Sie sich darauf vor, es auf Ihren Schild zu malen. [Pause] Atmen Sie einige Male tief ein und aus, und beginnen Sie, Ihren Körper zu strecken. [20 Sekun-

den Pause] Öffnen Sie Ihre Augen, und malen Sie das Symbol auf den Abschnitt Ihres Schildes, der mit »Transzendieren der Todesangst« überschrieben ist. Noch während des Malens kann es passieren, daß das Symbol sich weiterverändert oder daß es mehr als nur ein Symbol zu malen gibt. Zeichnen Sie auf, was Ihnen kommt. Wenn Sie mit Ihrer Zeichnung fertig sind, werden Sie wach sein, sich erfrischt fühlen, zuversichtlich und gerüstet, den Anforderungen des Tages auf kreative Weise gerecht zu werden.

Beschreiben Sie in Ihrem Notizbuch unter der Überschrift »Meine Sicht des Lebens aus der Perspektive heiliger Zeit« Ihre Erfahrung. Reflektieren Sie vor allem noch einmal, welche Zugänge zu symbolischer Unsterblichkeit Sie in Betracht gezogen und welche neuen Einstellungen und Verhaltensweisen Sie entdeckt und erkundet haben. Wie haben sich diese in der heiligen Zeit dargestellt? Wie erscheinen Sie Ihnen jetzt? Denken Sie auch über die Bedeutung des Symbols oder der Symbole nach, die Sie auf den Todesschild gemalt haben. Überlegen Sie, ob Sie die Technik der kreativen Projektion anwenden möchten, um die persönliche Bedeutung der Symbole weiter zu untersuchen. Sie »werden« dann das Symbol, so wie Sie es früher bereits getan haben, und beschreiben sich in der Ich-Form und Gegenwart als das Symbol.

Pegs Sicht des Lebens aus der Perspektive heiliger Zeit

Peg dachte über Möglichkeiten nach, wie sie einen Zustand der Transzendenz des Todes erreichen könnte, und sie schrieb: »Mein Leben ist voller Sinn. Es ist wichtig, daß ich so, wie ich es tue, mit Menschen arbeite. Mein Schreiben ist sinnerfüllt. Meine Familienbeziehungen sind sinnerfüllt. Ich habe wundervolle Freunde. Meine Verbindung mit unserem Land [ein großes Waldareal im Küstenabschnitt von Oregon, durch das der Fluß Yaquina fließt, für welches sie und ihr

Mann die Patenschaft übernommen haben] ist mir heilig. Ich setze meinen Verstand und meine Erfahrung gut ein. Ich habe mir meinen Sinn für Wunder und Überraschungen erhalten. Es fällt mir leicht, das Leben wertzuschätzen. Ich liebe es, zu lernen und schöne Dinge herzustellen und kunstvolle Sätze zu formulieren.
Ich habe erwachsene Nachkommen. Sie sind weder ›mein‹ noch ›Kinder‹. Sie kommen gut zurecht und entwickeln sich innerlich weiter. Ich hatte meinen Anteil an ihrem Dasein. Ich war eine gute Lehrerin, oft genug durch meine Ungeschicklichkeiten, meine Impulsivität und meine Unnachgiebigkeit, aber manchmal auch bewußt. Ah, die Natur – das ist meine Heimat, meine Zuflucht –, da gehöre ich hin. Das weiß ich. Ich werde dort begraben werden, mich auflösen, von der Erde wieder aufgenommen und wiedergeboren werden. Oder wenigstens meine chemischen Bestandteile. Ich glaube daran, daß dies kein unnützes oder zufälliges Universum ist. Ich glaube an einen Sinn und eine Absicht. Ich kenne den Plan nicht, in den mein Leben eingeflochten ist, aber ich glaube, daß die sogenannten merkwürdigen Zufälle im Leben zu häufig vorkommen, als daß sie ohne Sinn sein sollten. Es gibt etwas, das die Sache in der Hand hat. Etwas, das weiß. Ich habe zahllose Momente erlebt und Träume gehabt; es *gibt* eine heilige Zeit und einen heiligen Raum. Das einzige Problem besteht darin, sich die Zeit zu nehmen, um dorthin zu gelangen.«
Pegs Symbol für das »Transzendieren der Todesangst« war eine umgestürzte riesige Tanne im Wald. Sie dachte darüber nach: »Es ist ein Stamm, der Leben weitergibt. In seinem Tod wird er zum Unterschlupf und zur Nahrung für andere Lebensformen. Pilze wachsen auf ihm und zerkleinern die grobe Zellulose zu einer feineren Materie, so daß diese um so besser verrotten und neue Erde bilden kann. Der Bach, den er ein Stück weit staut, fließt über ihn hinweg und reichert so für die Fische und Flußkrebse das Wasser mit Sauerstoff an. Winzige Zedern fassen in seinem Moos Wurzel und

versenken ihre Wurzelausläufer tief in seinen Körper hinein. Der ausgehöhlte Kern, der den Stamm zu Fall gebracht hat, wird zur Wohnung einer Waschbärenfamilie. Käfer gedeihen unter seiner Rinde. Vom Wind angewehte Erde sammelt sich in den Spalten, und aus Samen, die die Vögel gesät haben, sprießen Heidelbeerbüsche. Nacktschnecken und Farne finden eine Lebenswelt. Ein Reiher steht auf einem seiner überfluteten Äste auf der Lauer nach Flußkrebsen, die an flachen Stellen herumkrabbeln. Bakterien, Käfer und Pilze verdauen ihn und führen ihr Dasein in lebendiger Harmonie mit dem Tod. In der großen Mulde seines umgestürzten Wurzelballens erblicken Steine das Licht des Tages, die zwischen den Wurzeln gefangen sind; die Erde erodiert und reichert den Fluß an. Nichts wird verschwendet.«

Roberts Sicht des Lebens aus der Perspektive heiliger Zeit

»Die Erinnerung, zu der ich zurückging, als ich mein Erleben heiliger Zeit durchging, war beeindruckend. Es war an Dawns 25. Geburtstag. Wir waren uns noch nicht sicher, ob wir Partner fürs Leben werden würden – es gab so vieles, was jeder von uns noch zu klären hatte, bevor wir diese Verpflichtung eingehen konnten. Ich hatte sie zum Abendessen in meine Wohnung eingeladen. Sie wurde mit Kerzenlicht und 25 Geschenken begrüßt – von Kleinigkeiten bis hin zu wertvollen Dingen –, die wie Ostereier in der ganzen Wohnung versteckt waren. Nach einem ganz besonderen Essen verbrachten wir den Abend damit, daß sie die Geschenke suchte, öffnete und jedesmal wieder zu hören bekam, daß es da noch ein weiteres gab. Nach dem vierten oder fünften Geschenk bis zur vollen Geburtstagszahl schaute sie mich jedesmal ungläubig an oder quietschte in kindlichem Vergnügen, als sie sich voller Eifer daranmachte, die nächste Überraschung zu suchen. Der ganze Abend war ein einziges ausgedehntes Hochgefühl. Ich genoß ihren Enthusiasmus, mit dem sie jedes einzelne Geschenk öffnete. Ihr Ausdruck der Freude und Wertschätzung war so echt und aus dem Herzen kommend, daß sich mit jedem Geschenk unsere Bindung vertiefte. Ich freute mich, Geschenke gefunden zu haben, die ihr wirklich gefielen, und es war offensichtlich, daß sie sich durch die Auswahl, die ich getroffen hatte, anerkannt und in einem tiefen Sinn verstanden fühlte.

In der Übung erkannte ich, daß dieser Geburtstag ein Meilenstein war, obwohl ich ihn bei aller Denkwürdigkeit vorher noch nie so gesehen hatte. Ich glaube, wir trafen in dieser Nacht beide unsere Entscheidung füreinander. Obwohl wir erst nach einem Prozeß von mehreren Trennungen, und nachdem mehrere Jahre vergangen waren, unsere Lebenswege vereinigen konnten, hatte ich das Gefühl, daß an diesem Abend etwas sehr Spirituelles zwischen uns geschehen war. Mitten in dieser Betrachtung fühlte ich mich plötzlich erhoben in ein Gefühl, das ich als spirituell verstehe. Es ist schwer zu beschreiben, aber es gibt mir eine Ahnung davon, was die Worte *Ehrfurcht* und *Verzückung* bedeuten können.

Die Antwort auf die Frage, wie ich mich am besten darauf vorbereite, mit meiner Sterblichkeit zurechtzukommen, war einfach. Ich war nämlich genau in diesem Moment dabei, es zu tun. Indem ich mir die Erinnerungen an diese mit Liebe erfüllten Momente zwischen Dawn und mir an ihrem 25. Geburtstag zurückrief, wurde ich in einen wunderbaren Zustand der Freude und des Friedens versetzt. Als Antwort auf die Frage, was ich verstärkt tun könnte, schien nichts sinnvoller, als diese Zeit in Ehren zu halten und die Atmosphäre zu schaffen, um öfter in diesen heiligen Raum eintreten zu können. Aus der Erinnerung an Dawns Geburtstag ist mir klar, daß Liebe einen Hauptzugang zu dieser Welt darstellt.«

Durch diese Schilderung erhalten wir einen intimen Einblick in einen Prozeß, in dem Robert sich für Bereiche seines Inneren, die er als »spirituell« ansieht, und für tiefsitzende, aber leise Sehnsüchte weit öffnet. Auf seinen Todesschild malte er ein Bild des von Kerzen beleuchteten Zimmers. Er entdeckte, daß er das himmlische Empfinden, in das er durch diese Erinnerung zurückversetzt worden war, jederzeit durch Meditation zurückrufen konnte.

Persönliches Ritual Nr. 9:

Eine zweite Todesfabel: »Tod im Licht der Transzendenz«

Sie werden gleich eine zweite Todesfabel schreiben. Sie wird in der gleichen Umgebung ihren Ausgang nehmen wie die erste Version und von der gleichen Hauptperson sowie dem gleichen herannahenden Tod handeln – mit einem Unterschied: In dieser Geschichte hat die Person Mittel und Wege gefunden, die Todesfurcht zu transzendieren. Dabei handelt es sich um eben die gleichen Prinzipien, die Sie sich im vorausgegangenen persönlichen Ritual für Ihr eigenes Leben vorgestellt haben, als Sie Leben und Tod aus der Perspektive heiliger Zeit betrachteten. In der neuen Geschichte werden Sie den Unterschied zwischen dem Sterbeprozeß, der von Todesfurcht geprägt ist, und einem Sterben, welches Frieden und Annahme widerspiegelt, erkunden. Virginia Satir, eine der Pioniere der Familientherapie, fand für ihre Freunde, Kollegen und Familie folgende Worten des Abschieds: »Ich sende euch meine Liebe. Bitte unterstützt mich in meinem Übergang in ein neues Leben.« Sie dankte ihnen dafür, einen wichtigen Teil zur Entwicklung ihrer Fähigkeit zu lieben beigetragen zu haben: »Dadurch ist mein Leben reich und erfüllt gewesen, und so gehe ich mit einem Gefühl großer Dankbarkeit.« Die Hauptperson Ihrer Todesfabel hat den gleichen Frieden in bezug auf den Tod gefunden, wie es diese Worte Virginia Satirs zum Ausdruck bringen.

Ebenso wie bei der ersten Todesfabel soll in dieser Geschichte beschrieben werden, auf welche Art die Hauptperson erfährt, daß der Tod sich mit schnellen Schritten nähert, und weiterhin, wie seine oder ihre Reaktion aussieht, wie sich der Sterbeprozeß und die letzten Momente gestalten. Sie können auch eine Beerdigung oder einen Nachruf einfügen. Durch die Dramatisierung in Form zweier Geschichten, die sich eigentlich in nur einem Punkt unterscheiden, werden die Auswirkungen dieses einen Unterschieds auf den Sterbeprozeß deutlich sichtbar werden: In der zweiten Geschichte hat die Hauptperson zu einem den Tod transzendierenden inneren Frieden gefunden; dies steht im Gegensatz zu der lähmenden Angst, die in der ersten Todesfabel beschrieben wurde. Wenn Sie Pegs und Roberts Geschichten gelesen haben, entspannen Sie sich an einem bequemen Ort und denken Sie über die Todesfabel nach, die Sie entstehen lassen wollen. Lassen Sie einen Prozeß zu, der es ermöglicht, daß die Geschichte tief aus Ihrem Inneren heraus auftauchen kann.

Pegs zweite Todesfabel

»Die alte Frau, Hebamme und Kräuterweib, sitzt an ihrem Feuer. Ihren erschöpften Körper hält sie beharrlich über ihre Aufgabe gebeugt. Vor ihr liegt ein Pergament-Buch, dick und gewichtig. Mit dem Gänsefederkiel in der Hand hält sie fest, was sie über die Jahre ihres Lebens hinweg gelernt hat. Sie schreibt von Heilungen und Verlusten, von geborenen Kindern und gestorbenen Müttern. Sie fertigt Zeichnungen von blühenden Kräutern an und vermerkt, auf welche Hinweiszeichen bei der Ernte zu achten ist. Am Buchrand nimmt sie sich in einer Anmerkung selbst auf den Arm, um den Leser, der einmal das Erbe ihrer Weisheit aufnehmen wird, zum Schmunzeln zu bringen.

Der Raum verdunkelt sich. Die Kerze flackert, und die Luft wird kühl. Die Hebamme blickt auf. Der Tod, ein lange vertrauter Verbündeter, kommt durch die Tür; er trägt eine Schafwolldecke, um sie zu wärmen und zu wiegen. Sie lächelt, als sie ihn erkennt, und malt einen letzten Schnörkel unter den abschließenden Eintrag in ihr Buch des Lebens. In den Schatten halten sich Erbarmen, Wißbegier und Demut nahe bei ihr, um ihr Herz und ihren Atem zu beruhigen. Ihr Werk ist vollendet; sie lächelt und faltet sich in ihr Inneres zusammen.

Zur Beerdigung kommen die Menschen, die sie geheilt und denen sie ihr Wissen weitergegeben hat, und alle erzählen Geschichten von ihrer Güte und ihrem Humor und legen Zeugnis ab, in welcher Weise sie selbst durch ihren Einfluß ein besseres Leben führen. Sie pflanzen um ihr Grab vier Redwoodbäume entsprechend den vier Himmelsrichtungen und Tausende von Osterglocken darauf; dann bauen sie einen ganzen Wald von Glockenspielen, die in der Nacht klingen, und Prismen, die am Tage Regenbogenlicht zaubern.«

Roberts zweite Todesfabel

»Als Robchinko Ryzhkov erkannte, daß sein Schicksal besiegelt war, stellte er das verzweifelte Graben ein, und ein Gefühl des Friedens kam über ihn. Er wußte, daß er alles getan hatte, um sich aus dem Schutt zu befreien. Er wußte, daß es ihm nicht gelingen würde. Und er wußte, daß seine Zeit sehr begrenzt war. ›An dieser Stelle sollte ein Lebensrückblick vor meinem inneren Auge ablaufen‹, dachte er, aber dies geschah nicht, und so begann er, in seinen Gedanken sein Leben Revue passieren zu lassen. Er erkannte, wie sein Leben ihn zu bestimmten Lektionen hingeführt hatte. Er empfand Befriedigung darüber, wieviel er gelernt hatte, und er registrierte auch seine Mißerfolge und akzeptierte dabei, daß jetzt keine Zeit mehr blieb, sie zu korrigieren. Vor allem erinnerte er sich aber an die Augenblicke auf seinem Weg, die am stärksten von Liebe erfüllt gewesen waren. Aus der Perspektive dieses Rückblicks erschienen diese Momente als die herausragenden Meilensteine. Als er begann, innerlich den Menschen, die er am meisten geliebt hatte, Lebewohl zu sagen, schienen die Tränen in einem endlosen Strom tief aus seinem Inneren herauszukommen. Schließlich konzentrierte er sich auf seinen Glauben, daß sein Leben und sein Tod Teil eines größeren Plans seien. Es wurde ihm klar, daß an diesem Punkt seines Lebens dieser Glaube an eine gute, eine höhere Macht auf die vielleicht härteste Probe gestellt wurde. Er brachte sich selbst dazu, an ein jenseitiges Licht zu denken, so wie er es sich nach den Berichten vorstellte, die er gelesen hatte, und er schlief mit diesem Bild vor Augen ein. In seinem Traum brachte ihn eine wunderschöne, geschmückte, von Pferden gezogene Kutsche über die Wolken hinaus zu diesem Licht. Er kam nie mehr zurück.«

In der ersten Stufe in unserem Programm deckten Peg und Robert ihre todesbezogenen Ängste auf und untersuchten sie. In dem gerade beschriebenen Schritt erkundeten sie nun beide individuelle Möglichkeiten, diesen Ängsten entgegenzutreten, und sie entwickelten Ideen und Vorstellungen, die ihnen helfen könnten, sie zu transzendieren. Ihre zweite Todesfabel endete im extremen Gegensatz zu den Fabeln über den »Tod im Schatten der Angst«. In der folgenden Stufe der Auseinandersetzung mit der Sterblichkeit werden Sie verfolgen können, wie die beiden eine Versöhnung zwischen der Todesangst einerseits und den Möglichkeiten ihrer Transzendierung andererseits anstreben, und Sie werden selbst eingeladen werden, einen Weg in die Richtung einer solchen Versöhnung zu finden.

Die dritte Stufe:

Ein Aufeinandertreffen von Todesangst und der Hoffnung auf Transzendierung des Todes

Wir existieren als physische Wesen, und wir wissen mit Gewißheit, daß der Körper, durch den uns das Leben möglich wird, eines Tages sterben wird. Wir verfügen darüber hinaus über ein Bewußtsein, aber wir sind uns nicht so sicher, welches Schicksal unser Bewußtsein erwartet, wenn unser Körper stirbt. Endet jedes Bewußtsein mit dem körperlichen Tod, oder existiert ein Teil von uns unabhängig vom Körper weiter?

Wahrscheinlich können Sie in Ihrem eigenen Denken Argumente für beide Möglichkeiten finden. Vielleicht erscheint es Ihnen nur zu erschreckend offensichtlich, daß das im Körper wohnende Bewußtsein zu existieren aufhört, wenn der Körper nicht mehr ist. Und zur gleichen Zeit kann der Teil Ihrer selbst, der träumt und Vorstellungen entwickelt und zu Liebe und Tagträumen fähig ist, intuitiv spüren, daß er ein eigenständiges Leben jenseits des Körpers hat. Dieser scheinbare Widerspruch in der Frage, was passiert, wenn ein Mensch stirbt, ist nicht nur eine Kernfrage der Religion, sondern auch ein zentrales Dilemma der Psyche. Freud argumentierte, daß das bewußte Ich sich nicht vorstellen kann, *nicht* zu existieren.

Wir suchen uns Antworten auf die Frage, was nach dem Tod geschieht, und diese üben eine subtile, aber dennoch nachdrückliche Wirkung darauf aus, wie sich unsere Wertvorstellungen entwickeln und welche Richtung unser Leben nehmen wird. Ernest Becker erkannte zum Beispiel einen wesentlichen Zusammenhang zwischen dem Anhäufen von Besitz und Macht, das einen Großteil unserer Zivilisation verdirbt, und dem Versuch, die Realität des Todes psychologisch zu verleugnen: »All dieser so nutzlos erscheinende Überfluß, der mit großem Aufwand und unter Gefahren errungen wurde ... geht auf das Zentrum menschlicher Motivation zurück, den Drang, ... die Grenzen menschlichen Seins zu überwinden und den Sieg über Ohnmacht und Endlichkeit davonzutragen.«[1]

Solchen »Projekten symbolischer Unsterblichkeit«, die in ihren Auswirkungen tragisch sind, gelingt es letztendlich nicht, uns angesichts unserer tiefsten Fragen und Ängste Frieden zu bringen. Diese Themen im eigenen Innern und mit Bewußtsein durchzuarbeiten, statt sie in die Außenwelt zu projizieren und auszuagieren, erfordert größeres Geschick und innere Stärke, verspricht aber auch eine Lösung, die in ganz anderer Weise das Leben bejaht. Indem die Rituale in diesem Teil des Programms sich unseren tiefsten inneren Konflikten darüber nähern, was wohl dem körperlichen Tod folgt, unterstreichen sie zentrale Themen, und sie bieten eine Anleitung, diese anzugehen.

Das vielleicht größte Rätsel um den Tod liegt in der Frage, was passiert, wenn wir gestorben sind. »Schlafen! Vielleicht auch träumen!« – Vielleicht überlebt das Bewußtsein den Körper. – »Ja, da liegt's«, das hält Hamlet davon ab, sich das Leben zu nehmen, obwohl es »in meiner Seele bitter kalt ist und ich im Herzen krank bin«:

Nur daß die Furcht vor etwas nach dem Tod –
Das unentdeckte Land, von des Bezirk
Kein Wandrer wiederkehrt – den Willen irrt,
Daß wir die Übel, die wir haben, lieber
Ertragen, als zu unbekannten fliehn.

Die Beschaffenheit dieses »unentdeckten Landes«, von dem »kein Wandrer wiederkehrt«, ist ein wesentliches Thema der meisten spirituellen und religiösen Lehren, und dennoch hat die Wissenschaft lange nicht nach Ansätzen gesucht, sich damit zu beschäftigen – bis vor kurzem, als damit begonnen wurde, verblüffende »Nahtodes-Phänomene« zu dokumentieren, also Erfahrungen, bei denen der Wanderer tatsächlich aus der Todesnähe zurückzukehren scheint.[2] Stanislav und Christina Grof fassen die Vielfalt der Aussagen alter und neuzeitlicher religiöser, philosophischer und spiritueller Systeme zu diesem Thema zusammen:

»Das Sterben wird manchmal als ein Aufstieg in die kosmologische Hierarchie, in die Welt der verehrten Ahnen, mächtigen Geister oder Halbgötter angesehen oder als Übergang vom Erdenleben mit seinen Leiden in ein seliges Dasein im Reich der Sonne oder der Götter. Noch häufiger jedoch ist die Vorstellung einer Dichotomie oder Polarität: Hölle und Fegefeuer neben himmlischen Regionen und paradiesischen Zuständen. Die Reise der Seele nach dem Tod ist kompliziert und schwierig. Daher ist es wesentlich, beim Eintritt des Todes wenigstens eine Kenntnis der Kartographie und der Gesetze des Lebens nach dem Tod zu besitzen.«[3]

Im Laufe der Geschichte haben viele der brillantesten moralischen und spirituellen Führer die Lehre von einer unvergänglichen Dimension des Bewußtseins verbreitet.[4] Ein Einblick aus einer anderen Perspektive stammt von Berichten über das »Leben nach dem Tod« von Menschen, die von einer nahen Begegnung mit dem Tod zurückgekehrt sind. Nach solchen dramatischen Erlebnissen berichten die Menschen oft davon, eine solchermaßen eindrückliche Begegnung mit einem »Wesen des Lichts« und mit einem Leben nach dem Tod gehabt zu haben, daß die Existenz beider Phänomene für sie außer Zweifel steht. Diese Schlußfolgerungen scheinen sich unabhängig von den vorherigen religiösen oder spirituellen Überzeugungen aufzudrängen.[5] Während zunehmend gut dokumentierte Berichte von einem »strahlenden Licht, das den Augen nicht weh tut und das einem mit einem Gefühl tiefer Liebe und Weisheit umgibt«, zu einer Grundlage des »New-Age«-Gedankenguts geworden sind, ist es interessant, zu vergleichen, welche Anweisungen der Buddhist Bardo Thödal seit dem achten Jahrhundert im *Tibetischen Totenbuch* gibt: »Laß dich von dem leuchtenden, strahlenden, scharf umrissenen und klaren Licht der Weisheit nicht erschrecken oder verwirren ... laß dich zu ihm hinziehen ... nimm Zuflucht zu ihm.«

Forschungsergebnisse bei Menschen, die ein Erlebnis im Sinne des »Leben nach dem Tod« hatten, zeigen auf, daß diese danach oft andere Menschen und ihr eigenes Leben stärker wertschätzen können, weniger materialistisch sind, weniger darum bemüht, anderen zu gefallen, und daß sie sich stärker mit grundsätzlichen Fragen wie dem Sinn des Lebens befassen. Diese Veränderungen sind meist überdauernd. Vielleicht am bemerkenswertesten ist, daß sie »eine überwältigende Zunahme an Selbstvertrauen, Selbstsicherheit und Selbstwertgefühl erleben.«[6] Weitere Belege, die den Glauben an das Überleben des Bewußtseins nach dem Tod unterstützen, umfassen die große Zahl von – mittlerweile vielfach beglaubigten – Berichten über »Erinnerungen aus einem früheren Leben« und den therapeutischen Durchbruch nach dem Auftauchen solcher »Erinnerungen«.[7] Ganz besonders beeindruckend sind die »Erinnerungen« von Kindern, manche nicht älter als zwei oder drei Jahre, die bei der Schilderung eines früheren Lebens in der Lage sind, eine Sprache zu sprechen, die in ihrem Lebensraum unbekannt ist, oder die nachprüfbare Details von Menschen und Orten beschreiben, mit denen sie nichts zu tun gehabt haben können.[8]

Diese Berichte »beweisen« jedoch keineswegs in einer wissenschaftlich akzeptablen Form die Existenz eines Lebens nach dem Tod.[9] Über die Bedeutung von Nahtodes-Phänomenen wird immer noch leidenschaftlich diskutiert. Wir haben die obigen Befunde und Argumente nicht vorgestellt, um Sie davon zu überzeugen, daß ein Leben nach dem Tod nachgewiesen sei; wir wollten Ihnen vielmehr einige zeitgenössische Ansichten aufzeigen, die innerhalb der Tradition menschlicher Anstrengungen stehen, die instinktive panische Angst vor dem Tod zu überwinden und das Verlangen nach überdauernder Einheit mit dem Kosmos zu erfüllen. Wir möchten sogar unterstellen, daß – unabhängig davon, auf welche Seite der Debatte »Sterblichkeit versus Unsterblichkeit« Sie sich stellen – die Diskussion auf irgendeiner Ebene Ihrer Psyche weitergeführt wird. Solange die Menschheit »sich auf halbem Wege zwischen den Göttern und den Tieren« befindet, wird eine tiefe Zerrissenheit über diese Frage bestehenbleiben. Die damit verknüpften Fragen sind für das Verständnis des Lebens und des Todes von zentraler Bedeutung. Sie selbst setzen sich in Teilen Ihres Seins ständig mit diesen Fragen auseinander, und wir sind der Überzeugung, daß es von großem psychologischen Nutzen sein kann, diesen inneren Dialog ins Bewußtsein zu bringen und sich ganz gezielt daran zu beteiligen. Eben dies ist das Ziel der folgenden persönlichen Rituale. Indem Sie Ihr Bewußtsein auf diesen tiefliegenden psychischen Konflikt richten, werden Sie sich eine Mythologie des Lebens und des Todes zu eigen machen, die beständiger ist und die Ihnen Kraft verleiht.

Persönliches Ritual Nr. 10:

Ein Dialog zwischen Ihrer Todesangst und der Aussicht auf die Transzendierung des Todes

In diesem Ritual werden Sie in einem Rollenspiel einerseits Ihre Todesfurcht personifizieren und andererseits das Gefühl größtmöglichen inneren Friedens dem Tod gegenüber, das Sie sich nur vorstellen können. Die Gestalt, in der sich Ihre Angst vor dem Tod ausdrückt, erfährt hautnah das Grauen der Auslöschung. Die andere Gestalt, die die Annahme des Todes repräsentiert, ist sich dessen bewußt, daß im Verlauf der Menschheitsgeschichte einige der weisesten und erleuchtetsten Individuen sowohl emotional als auch intellektuell realisierbare Wege gefunden haben, dieses Grauen zu überwinden, und läßt sich durch deren Vorbild ermutigen. Diese zwei Charaktere werden sich auf ein Streitgespräch einlassen, auf einen Dialog über das, was sie unterscheidet. Es wird Ihre Aufgabe sein, beide Charaktere körperlich darzustellen. Sie werden abwechselnd erst für den einen, dann für den anderen sprechen.

Stimmen Sie sich auf die Darstellung der ersten Gestalt ein, indem Sie sich Ihre Exploration der »Wurzeln der Todesangst«, das »Todesangst«-Symbol auf Ihrem Schild und Ihre Fabel über den »Tod im Schatten der Angst« ins Bewußtsein bringen. Machen Sie sich die Ängste bewußt, die Sie am meisten beunruhigen. Bereiten Sie sich dann darauf vor, die andere Gestalt darzustellen, indem Sie sich die Einsichten vergegenwärtigen, die Sie gewonnen haben, als Sie sich dem Phänomen der Sterblichkeit aus der Perspektive »heiliger Zeit« annäherten. Vergegenwärtigen Sie sich das Symbol auf Ihrem Todesschild unter der Überschrift »Transzendieren der Todesangst« und Ihre Fabel über den »Tod im Lichte der Transzendenz«. Machen Sie sich in Ihrer Erinnerung bewußt, welche Modi der Transzendenz beziehungsweise der symbolischen Unsterblichkeit Ihnen am meisten zusagten oder am ehesten nachvollziehbar erschienen. Die beiden Kontrahenten werden sich auf ein Gespräch einlassen. Auf der einen Seite wird der urgeschichtliche, animalische Teil Ihrer selbst stehen, der in schrecklicher Angst vor Tod und Auslöschung existiert. Sein Gegenüber wird die Stimme Ihrer persönlichen Intuitionen und Überzeugungen sein, die mit dem Zustand inneren Friedens angesichts des Todes und der Aussicht auf die Transzendierung des Todes in Beziehung stehen; dies kön-

nen Intuitionen und Einstellungen sein, die den Ihren völlig entsprechen, oder auch solche, zu denen Sie am ehesten neigen.
Lassen Sie sich Zeit, beide Seiten des Themas auszuloten, indem Sie sich nacheinander mit jeder der Positionen vollständig identifizieren. Schaffen Sie für jede der Seiten eine Gestalt, oder greifen Sie auf die Gestalt aus der jeweiligen Todesfabel zurück, und lassen Sie ein Rollenspiel entstehen. Finden Sie Körperhaltungen, die die jeweilige Lebenseinstellung der beiden entgegengesetzten Positionen charakterisieren. Lassen Sie mit voller innerer Beteiligung den Dialog lebendig werden. Der Effekt dieser Übung kann noch verstärkt werden, wenn eine vertrauenswürdige Person, der Ihre persönliche Auseinandersetzung am Herzen liegt, als »Zeuge« dabei ist. Die Anwesenheit eines anderen Menschen kann Ihre Erfahrung sowohl unterstützen als auch ritualisieren. Die Person kann später Beobachtungen und Eindrücke mit Ihnen austauschen. Aus dem Rückblick auf den Dialog können sich neue Einsichten über das Kräftespiel zwischen Ihren Ängsten vor dem Tod und der Hoffnung auf deren Transzendierung entwickeln. Wenn Sie es nicht so einrichten, daß Sie mit einem Partner üben, können Sie den Prozeß mit einem Kassettenrecorder aufzeichnen. Machen Sie sich zunächst mit den folgenden Anweisungen vertraut. Am Ende finden Sie eine Zusammenfassung, die Ihnen als Hilfe bei der Durchführung dienen kann.
Der erste Schritt besteht darin, eine Körperhaltung zu finden, die Ihre Angst vor dem Tod zum Ausdruck bringt. Nehmen Sie diese Haltung ein und experimentieren Sie damit. Finden Sie einen passenden Gesichtsausdruck. Ist es eine Grimasse, ein finsteres Gesicht, eine gerunzelte Stirn, starrt die Gestalt vor sich hin, oder bekommt sie Zuckungen? Welche Art von Bewegungen würden zu dieser Gestalt am besten passen? Werden Sie mit dem Finger deuten? Ihre Hände in die Taschen stecken? Sich selbst umklammert halten? Nervös zittern? Tanzen? Springen? Beten? Kriechen?

Sobald Sie eine entsprechende Körperhaltung für die erste Gestalt gefunden haben, machen Sie sich in entsprechender Weise mit der anderen Gestalt vertraut. Gehen Sie zwei Schritte nach vorn, drehen Sie sich um und stellen Sie sich der ersten Gestalt »gegenüber«. Begeben Sie sich in eine Körperhaltung, die ausdrückt, daß diese Gestalt ihren Frieden mit dem Tod gefunden hat. Probieren Sie dies so lange aus, bis Sie die Bewegungen und den Gesichtsausdruck gefunden haben, die am besten passen. Während Sie diese Gestalt lebendig werden lassen, üben Sie sich darin, Ihren Weg über die ursprünglichen, furchterfüllten Vorstellungen des Todes hinaus zu ertasten. Lassen Sie sich dafür soviel Zeit, wie Sie benötigen.

Nachdem Sie Haltung und Mimik gefunden haben, die die beiden Charaktere jeweils am besten repräsentieren, machen Sie sich mit den Rollen weiter vertraut, indem Sie einige Male von der einen in die andere wechseln. Verlangen Sie von jeder der beiden Gestalten, die andere zu beobachten und abzuschätzen. Beginnen Sie dann schließlich mit dem Dialog. Unterstreichen Sie beim ersten Austausch die Unterschiede zwischen den beiden Gestalten. Sie können mit dem Dialog beginnen, indem Sie sich in die Position einer der Gestalten begeben, die entsprechende Körperhaltung einnehmen und etwas sagen, was der Grundeinstellung dieser Gestalt dem Leben und Tod gegenüber entspricht. Schauen Sie beim Sprechen auf die andere Gestalt, und reagieren Sie auf diese. Wählen Sie bewußt eine passende Stimme. Suchen Sie nach Worten, die Ihre Gefühle und Gedanken in der Person dieser Gestalt ausdrücken. Begeben Sie sich dann für eine Erwiderung in die andere Position. Ihr Gesichtsausdruck, Ihre Haltung und Ihre Stimme sollen der Gestalt entsprechen, die Sie nun darstellen. Lassen Sie bei diesem Aufeinandertreffen beider Gestalten die Worte spontan entstehen, ohne vorher zu üben. Führen Sie den Dialog ohne lange Pausen und ohne Vorplanung weiter. Vertrauen Sie auf Ihre spontanen Eingebungen. Fahren Sie damit fort, sich körperlich zwischen den

beiden Positionen hin- und herzubewegen, während sich der Dialog weiterentwickelt.
Zu Beginn des Dialogs werden Sie erkunden, inwiefern sich beiden Seiten auf unvereinbare Überzeugungen, Werte oder Gefühle berufen. Nach und nach werden Sie dann versuchen, die Kommunikation zwischen den beiden Gestalten zu verbessern. Wenn der Dialog ins Stocken gerät, lassen Sie eine Seite die andere fragen: »Was möchtest du von mir?« Überlegen Sie sich die Antwort gut. Lassen Sie beide Gestalten einander mit zunehmender Anteilnahme und Einfühlung in die Position des anderen zuhören.
Hier noch einmal die Schritte im Überblick:

1. Finden Sie eine Körperhaltung und Bewegungen für jede Seite, und probieren Sie aus, von einer Position in die andere zu wechseln.
2. Drücken Sie die Position einer Gestalt in Worten aus, so daß diese das Gespräch mit einer deutlichen Aussage eröffnet; schlüpfen Sie dann in die Position der anderen Seite und lassen auch diese Gestalt eine klare Grundaussage formulieren.
3. Lassen Sie den Dialog sich entwickeln.

Lesen Sie aber zunächst die folgenden Auszüge aus Pegs und Roberts Dialogen, und beginnen Sie dann, Ihren eigenen Dialog zu gestalten.

Auszüge aus Pegs Dialog

Pegs Dialog fand zwischen der Hexe und der Heilerin aus ihren Todesfabeln statt.

HEXE:	Na, Engelchen!
KRÄUTERWEIB:	Engelchen! Meinst du mich?
HEXE:	Ja, dich! Du denkst doch, wenn du nur lieb genug bist, dann wird das Sterben schon in Ordnung sein.

Närrin! Du mußt mehr Schätze zusammenraffen und dir selbst einen Ranzen anfressen, damit du schlechte Zeiten besser aushältst.

KRÄUTERWEIB: Glaubst du wirklich, das schafft dir Sicherheit? Ich nicht! Ich glaube, wenn der Tod erscheint, dann kommt es darauf an, hilfreich gewesen zu sein, und nicht, Reichtümer angehäuft zu haben.

HEXE: Red mir nicht vom Tod! Der Tod kriegt mich nicht, wenn ich es nur schlau genug anstelle – ich kann ihn auf ewig von mir halten.

KRÄUTERWEIB: Närrische alte Frau! Der Tod ist wie eine schmerzlindernde, kühlende Salbe auf verbrühter Haut; er ist die Ruhe am Ende der Plagen; er ist ein Freund, der uns zu einem hellen Ort führt. Und der Tod kommt, wann er will, nicht auf unser Geheiß.

HEXE: Du wirst ganz andere Töne spucken, wenn der Schmerz an deinen Gedärmen zieht und du nicht mehr Herrin deiner Gedanken bist. Hüll dich lieber in Seidenkleider, iß die besten Speisen und trink Wein, bevor sich deine Kehle für immer schließt.

KRÄUTERWEIB: Und was ist mit der Liebe?

HEXE: Märchen! Hirngespinste!

KRÄUTERWEIB: Wie wär's, wenn ich deinen armen, müden Rücken massieren und dir eine Tasse frischer Gemüsesuppe bringen würde? Laß uns Geschichten erzählen aus der Zeit, als wir jung und voller Lebenslust waren – wirst du gemeinsam mit mir lachen?

HEXE:	Meinen Rücken massieren? Wo er weh tut? Was verlangst du dafür?
KRÄUTERWEIB:	Wie wär's mit einem Lächeln und einem Satz über das Gute im Leben?
HEXE:	Ein hoher Preis.
KRÄUTERWEIB:	Oh, ich massiere dich auch so, aber das wäre mir am liebsten als Gegenleistung. Was fair ist, ist fair, oder?
HEXE:	Für ein Engelchen bist du ganz schön raffiniert. Na gut. Was sagst du zu diesem Lächeln?
KRÄUTERWEIB:	Nicht schlecht, aber etwas Übung täte dir gut – glückliche Augen gehören auch zu einem Lachen, weißt du, nicht nur gebleckte Zähne. Versuch's noch mal; es ist ein gutes Gefühl. Und vergiß den Satz nicht ...
HEXE:	Du hast recht, es fühlt sich gut an – merkwürdig! Hier ist mein Satz: Das Leben ist gut, wenn man den Kontakt spürt – wie jetzt, wo mein Rücken massiert wird.
KRÄUTERWEIB:	Warte, bis du meinen massierst! Das große Geheimnis besteht darin, daß es ein noch besseres Gefühl ist, zu geben als zu nehmen, so merkwürdig dir das auch im Moment erscheinen mag. Du wirst schon sehen.

Auszüge aus Roberts Dialog

»Die Angst-Gestalt hatte sich in einer embryonalen Haltung zusammengekauert, zitterte und schrie: ›Ich will nicht sterben, ich bin noch nicht soweit.‹ Auf der anderen Seite war ein großer Mann – hochaufgerichtet, frei atmend füllte er den Raum aus. Er nahm die ganze Sache ruhig und gelassen. Er strahlte sogar eine merkwürdige Art von Frieden aus, als er zu dem zitternden Wesen die rätselhaften Worte sprach: ›Es ist nicht der Tod, den du fürchten solltest.‹ Die zwei begannen sich zu unterhalten.«

FURCHT:	Was willst du damit sagen, wenn du unterstellst, daß es schlimmere Dinge als den Tod gibt! Ich bin so vollständig von meiner Furcht vor dem Tod gefangen, daß ich noch nicht einmal eine Ahnung habe, wo ich ansetzen könnte mit dem Versuch, sie in den Griff zu bekommen. Und du verlangst von mir, daß ich mir etwas Neues einfallen lasse, vor dem ich Angst haben soll!
FRIEDE:	Es liegt nicht in meiner Absicht, deine Angst herunterzuspielen. Ich möchte dir nur versichern, daß du Trost finden könntest, wenn du den Gesamtzusammenhang sehen könntest. Du bist Teil eines umfassenderen Plans. Der Tod ist nur das Tor zur nächsten Ebene. Ein strahlendes Reich erwartet dich auf der anderen Seite. In diesem Wissen kannst du Frieden finden.
FURCHT:	Ich empfinde den Tod als entsetzlich, sonst nichts. Ich habe keinen Grund, an Phantasievorstellungen einer anderen Welt zu glauben, geschweige denn an

eine »strahlende«! Du wirst in mir keine falschen Hoffnungen wecken! Ich glaube, daß die Grundlage allen sogenannten inneren Friedens auf Wunschdenken basiert.

FRIEDE: Weißt du, das ist der Kern der ganzen Sache. Ein Mensch voller Angst, wie du, sieht in allem Gefahr und Verfall lauern. Diejenigen, die von der Welt des Geistigen berührt worden sind, haben einen anderen Blick. Sie nehmen ebenfalls das Leiden wahr, sehen aber auch die Möglichkeit, dieses Leiden durch das Bewußtsein einer tiefgehenden Verbindung mit einem umfassenderen Plan zu überwinden. Die Frage ist letztlich, welcher Seite du Glauben schenkst.

FURCHT: Das ist für mich keine Frage. Ich habe kein Vertrauen in die Wunschvorstellungen derer, die sich selbst als die spirituell Höherentwickelten proklamieren.

FRIEDE: Natürlich nicht. Wenn du nicht von diesem Reich berührt worden bist, klingt es nicht sehr überzeugend. Aber schau, es gibt mehr, als du wahrnimmst. Ich habe Momente erlebt, da konnte ich einen Geist spüren, der so unendlich größer ist als das, was mein Körper umfaßt. Es ist kein Wunschdenken – es ist unmittelbare Erfahrung. Aber wenn du solche Berichte hörst, hast du sie schnell abgewertet und vergessen, selbst wenn sie noch so lebendig und ernsthaft sind.

FURCHT: Warum sollte ich dir glauben?

FRIEDE: Wer von uns beiden ist glücklicher? Du mußt zugeben, daß von uns beiden ich derjenige bin, der zu Gelassenheit und Freude gefunden hat. Nach meinen Kriterien gibt mir das eine gewisse Glaubwürdigkeit. Das Glück, das selbst in großer Not aus einem tiefen inneren Frieden heraus erwächst, läßt sich bei den Heiligen finden, wie Ghandi und Schweitzer. Sie glaubten alle an das spirituelle, das den Tod transzendierende Fundament des Lebens und hatten Zugang zu diesem Wissen.

FURCHT: Was soll's, vom Hörensagen lasse ich mich nicht überzeugen. Ich wünschte, ich könnte glauben, was du glaubst, aber ich finde nicht mal den Ansatz eines überzeugenden Beweises.

FRIEDE: Komm her, Furcht. Ich will dich für einen Moment einfach festhalten. Laß dich durch meine Energie beruhigen. Ich werde mich so lange mit dir in deiner Welt herumtreiben, bis sich genug von mir auf dich übertragen hat, daß du dich sicher genug fühlst, dich in meine Welt zu wagen.

FURCHT: Was läßt dich so sicher sein, daß sich nichts von mir auf dich überträgt? Paß nur auf, wie deine rosarote Brille sich in meiner Gegenwart verdunkelt, bis du schließlich gezwungen bist, sie dir von der Nase zu reißen und direkt in die grausame und schreckliche Realität des Daseins zu starren.

FRIEDE: Für mich steht es völlig außer Zweifel, daß ich derjenige bin, der sich mit den ewigen Wahrheiten des Daseins im Einklang befindet. Die liegen außerhalb deiner Wellenlänge. Aber mit diesen Wahrheiten im Rücken werde ich es sein, von dem sich etwas auf dich überträgt. Es wird dir gefallen.

FURCHT: (fühlt sich verhöhnt und geht in Kampfstellung) Wir werden ja sehen, wer auf wen abfärbt ...

Wenn Sie mit Ihrem eigenen Dialog zu Ende gekommen sind, fassen Sie ihn in Ihrem Notizbuch zusammen, und analysieren Sie, in welcher Art die beiden Gestalten, die Ihr Verhältnis zum Tod repräsentieren, sich untereinander verständigen konnten. Waren sie in der Lage, sich gegenseitig ihre Sichtweise zu vermitteln oder ihre Differenzen aufzulösen? Wir schlagen Ihnen vor, über die nächsten Tage diesen Dialog über mehrere »Begegnungen« von jeweils mindestens zehn Minuten hinweg weiterzuführen. Nehmen Sie sich vor, eine größere Integration beider Seiten Ihrer tiefverwurzelten Reaktion auf die Tatsache menschlicher Sterblichkeit zu erreichen.

Persönliches Ritual Nr. 11: Raum für eine neue Integration

Im vorausgegangenen Ritual haben Sie Ihren Konflikt ganz bewußt in Dialogform umgesetzt. In diesem nun folgenden Ritual laden Sie Ihr Unterbewußtsein ein, sich dem Konflikt zu öffnen und zu einer Lösung beizutragen. Sie werden einen ritualisierten Tanz ausführen, um im eigenen Inneren den Raum für eine neue Begegnung und eine vertiefte Integration

Ihrer ursprünglichen Todesangst einerseits und den angelernten oder intuitiv verfügbaren Methoden der Transzendierung der Angst andererseits zu öffnen. Ein Zugang, neuen und kreativen Einsichten den Weg zu bahnen, besteht darin, Ihre aktuell gültigen gedanklichen Konzepte zur Seite zu schieben und sozusagen einen Blick auf die darunterliegende Schicht zu werfen, um so eine ganz neue Perspektive entdecken zu können. In diesem Ritual schaffen Sie sich selbst die Möglichkeit, tiefer in die Materie einzudringen als bis zu den Vorstellungen über den Tod, die Sie bis zu diesem Zeitpunkt schon näher unter die Lupe genommen haben. Sie werden in Ihr Unterbewußtes reisen, in das Reich Ihrer Intuition und Ihrer schöpferischen Phantasie.

Vielleicht haben Sie schon vom Trancetanz gehört, der in vielen Stammeskulturen praktiziert wird, um zu einem veränderten Bewußtseinszustand zu gelangen. In diesem Ritual folgen Sie ebenfalls bestimmten Bewegungsmustern, um sich so in einen präverbalen Zustand der Offenheit und Aufnahmefähigkeit zu versetzen. Suchen Sie sich zunächst ein Musikstück mit einem schnellen Rhythmus aus, jedoch ohne Text. Rockmusik oder Trommelmusik mit einem Stammesrhythmus, wie »Totem« von Gabrielle Roth, »Drums of Passion« von Olatunji oder »At the Edge« von Mickey Hart, eignen sich gut dazu.

Nehmen Sie, während die Musik läuft, die Position und Körperhaltung der Gestalt ein, die für Sie die Todesfurcht darstellt. Erkunden Sie, in welcher Art diese Gestalt zur gewählten Musik tanzt. Dann gehen Sie etwa drei Meter quer durch das Zimmer und nehmen die Körperhaltung der anderen Gestalt ein. Nun probieren Sie aus, wie der Tanz dieser Gestalt aussieht. Wenn Sie beide Tänze gefunden haben, fangen Sie an, sich in einem Kreis zu bewegen, wobei die Standorte der beiden Gestalten einander gegenüberliegende Punkte auf dem Kreis darstellen. Wenn Sie sich der Position der einen Gestalt nähern, lassen Sie Ihre Bewegungen zu den Bewegungen dieser Gestalt werden. Wenn Sie diese Position

verlassen, lassen Sie auch diese Bewegungsmuster los, und finden Sie einen Übergang zu den Bewegungsmustern der anderen Gestalt. Gehen Sie mindestens dreimal im Kreis umher, und verändern Sie jeweils Ihre Bewegungen, wenn Sie zu den entsprechenden Stellen im Kreis kommen. Schließlich bewegen Sie sich weiter im Kreis, werden dabei aber schneller und lassen die ursprünglichen Bewegungen in eine neue Bewegung einfließen, die weder der ersten noch der zweiten Gestalt zuzuordnen ist. Während dies geschieht, singen Sie laut: »Die Verwandlung kann beginnen!« Lassen Sie den Kreis immer kleiner werden, bis Sie auf einer spiralförmigen Bahn den Mittelpunkt erreicht haben. Sie drehen sich nun nicht mehr länger im Kreis, und Sie können Ihre Bewegungen nun ganz frei gestalten.
Tanzen Sie noch einige Minuten weiter und singen dabei: »Die Verwandlung kann beginnen!« Seien Sie sich bewußt, daß Sie einen Raum für neue Einsichten und eine neue Beziehung zu den Grundfragen Ihrer Sterblichkeit öffnen. Wenn sich Ihnen andere Worte aufdrängen, lassen Sie dies zu. Bewegen Sie sich so, daß Sie die Worte, die Sie singen, zum Ausdruck bringen; spüren Sie sie tief von innen heraus. Bewegen Sie sich schnell und einfühlend zum Rhythmus. Machen Sie so lange weiter, bis Ihr Körper müde und Ihr Kopf frei ist. (Wenn Sie in Ihrer Bewegungsfähigkeit eingeschränkt sind, wählen Sie ein entsprechend angepaßtes Tempo.) Legen Sie sich schließlich hin, und beginnen Sie unmittelbar danach, in das nächste persönliche Ritual (Nr. 12) einzusteigen.
Die Schritte zur Einleitung Ihres Trancetanzes lassen sich folgendermaßen zusammenfassen:

1. Bestimmen Sie den Tanz ihrer beiden Gestalten, die etwa drei Meter voneinander entfernt sind.
2. Bewegen Sie sich mindestens dreimal in einem Kreis von drei Meter Durchmesser, wobei sie die Bewegungen der jeweiligen Gestalt aufnehmen, deren Position Sie sich nähern.

3. Werden Sie immer schneller, und lassen Sie dabei Ihre Bewegungen eine neue Form entwickeln.
4. Beginnen Sie zu singen: »Die Verwandlung kann beginnen!«, während Sie sich spiralförmig dem Mittelpunkt des Kreises nähern.
5. Von diesem Mittelpunkt aus tanzen Sie in freier Form weiter und lassen Sie dabei Ihren Gesang sich frei entwickeln.
6. Legen Sie sich hin, entspannen Sie sich und beginnen Sie den Anleitungen für die Visualisierungsübung des nächsten persönlichen Rituals zuzuhören.

Persönliches Ritual Nr. 12: Die Integration der Gegensätze

Es ist notwendig, sich vorab mit diesem Ritual vertraut zu machen, es auf CD anzuhören, es auf Kassette aufzunehmen oder Vorbereitungen zu treffen, damit jemand Ihnen die Anweisungen vorlesen kann, nachdem Sie Ihren Trancetanz zu Ende gebracht haben. Mit Ihrem Notizbuch, Ihrem Todesschild und Ihren Stiften in greifbarer Nähe spüren Sie, wie sich Ihr Körper entspannt, während Sie sich auf die folgenden Anweisungen konzentrieren.

Achten Sie auf Ihre Atmung. [Pause] Sie hören und spüren jedes Einatmen und jedes Ausatmen. [Pause] Sie fühlen, wie sich Ihr Bauch und Ihr Brustkorb füllen ... und leeren. [Pause] Während Sie weiteratmen und sich entspannen, können Sie sich zunehmend besser auf meine Stimme und meine Vorschläge konzentrieren. Wenn Ihnen Geräusche aus der Umgebung oder flüchtige Gedanken ins Bewußtsein kommen, verlieren sich diese genauso lautlos wieder in den Hinter-

grund, wie sie erschienen sind. Sie atmen langsam und tief und entspannen sich mit jedem der nächsten fünf Atemzüge immer tiefer. Eins [Pause]; zwei [Pause]; drei [Pause]; vier [Pause]; fünf [Pause].

Eine Seite Ihres Körpers wird nun Ihre Ur-Todesangst darstellen. Spüren Sie, ob es Ihre linke oder Ihre rechte Seite ist. Scheuen Sie nicht davor zurück; Sie werden daraus wichtige Informationen für sich gewinnen. [Pause] Diese Körperseite ist mit der Energie der Angst getränkt. Sie reagiert auf Ihre tiefsitzende Todesangst. Während Sie sich in diese verängstigte Körperseite hineinversetzen, könnte ein Bild auftauchen, das Ihre Todesangst verkörpert. Lassen Sie sich etwas Zeit, und wenn ein Bild erscheint, dann nehmen Sie es in seinen Einzelheiten wahr. [20 Sekunden Pause] Konzentrieren Sie sich nun wieder auf die Gefühle in dieser Körperhälfte, und erkunden Sie, wie Ihr Körper auf die Energien und Bilder der Angst reagiert. [30 Sekunden Pause]

Stellen Sie sich nun vor, daß die andere Seite Ihres Körpers die Prinzipien der Zuversicht, Hoffnung und Harmonie mit dem Tod repräsentiert. [Pause] Konzentrieren Sie sich auf diese Körperseite. Vielleicht erleben Sie Gefühle der Offenheit oder der inneren Ruhe. Während Sie sich in diese friedvollere Seite Ihres Körpers hineinversetzen, könnte ein Bild auftauchen, das ein Gefühl heiterer Gelassenheit dem Tod gegenüber ausdrückt. Lassen Sie sich etwas Zeit, und wenn ein Bild erscheint, dann nehmen Sie es genau wahr. [20 Sekunden Pause] Konzentrieren Sie sich nun wieder auf die Gefühle in dieser Körperhälfte, und erkunden Sie, wie Ihr Körper auf die Energien und die Bilder des Friedens und der Gelassenheit reagiert. [30 Sekunden Pause]

Vergleichen Sie nun die Gefühle in den beiden Seiten Ihres Körpers. [Pause] Nehmen Sie bewußt wahr, an welcher Stelle des Körpers die beiden Seiten aufeinandertreffen. Die Energien der beiden Seiten können sich an dieser Linie gegenseitig abstoßen, oder es könnte eine der Seiten auf die andere Seite übergreifen und sich in die andere Hälfte hineindrängen.

Oder aber die beiden Seiten beginnen, ineinanderzufließen und zu verschmelzen.
Gleich werden die Energien der beiden Seiten Ihres Körpers zu einer einzigen Energie verschmelzen. Lassen Sie sich von Ihrer Intuition leiten, und öffnen Sie sich den Wahrheiten, die in Ihrem eigenen Inneren liegen. Zwischen den beiden Seiten findet eine schöpferische Versöhnung statt. Zunächst beginnen die Energien der angstbesetzten Seite Ihres Körpers und die Energien der vom Frieden geprägten Seite sich zu vermischen. [Pause] Sie fließen immer vollständiger ineinander, und eine neue, einende Energie durchdringt Ihr ganzes Wesen.
Geschützt vom Mantel dieser neuen Energie beginnen sich die Empfindungen in Ihrem Körper zu einer einzigen Energie zu verbinden. Die Energien in beiden Seiten Ihres Körpers verschmelzen miteinander. Seien Sie versichert, daß diese Verschmelzung Gutes für Sie bringt. Das Ganzheitliche und Gültige der Seite des Friedens und der Transzendenz mischt sich mit den schroffen Realitäten der anderen Seite und erhebt sie auf eine höhere Ebene. Die beiden Kräfte vereinen sich und werden zu einer einzigen integrierten Energie, die die wichtigsten Qualitäten von beiden enthält. Diese neue Mischung wird Ihnen Frieden, Weisheit und Stärke bringen. Die Integration wird mit jedem Atemzug stärker. Sie spüren neue Hoffnung und ein neues Verständnis. [30 Sekunden Pause]
Während die neugeschaffene Harmonie Ihren Körper durchdringt, stellen Sie vielleicht fest, daß ein Gefühl der Bestimmtheit und einer neuen Ausrichtung in Ihnen gewachsen ist. Während sich die Integration vertieft, können Sie mit größerer Ruhe über Ihre Sterblichkeit nachdenken. Stellen Sie fest, in welchem Teil Ihres Körpers Sie die Gelassenheit und Integration am stärksten spüren und empfinden. Nehmen Sie wahr, welche Form dieser Teil Ihres Körpers hat – wo seine Grenzen sind. [Pause] Sehen Sie, welche Farbe er hat. [Pause] Erkunden Sie seine Beschaffenheit. [Pause] Gleich werden Sie ein Symbol erkennen, das sich aus diesen Formen und Farben entwickelt und das Ihr neues Verhältnis zum Tod darstellt.

Beobachten Sie, wie dieses Symbol erscheint. [Pause] Vielleicht sehen Sie wirklich ein Symbol bildlich entstehen, oder Sie spüren einfach, was es ist. Es entwickelt sich weiter und weiter. Entspannen Sie sich, während es immer klarer wird. [20 Sekunden Pause]
Während ein solches Symbol entsteht, machen Sie sich bereit, dieses Sinnbild Ihres neuen Verhältnisses zum Tod auf Ihren Schild zu malen. [Pause] Atmen Sie mehrmals tief durch, und strecken Sie Ihren Körper. [20 Sekunden Pause] Öffnen Sie Ihre Augen, und malen Sie Ihr Symbol auf den Teil Ihres Schildes mit der Überschrift »Eine neu erschaffene Mythologie des Todes«. Während Sie Ihr Symbol malen, kann es sich, noch während Sie es erschaffen, verändern, oder es entstehen gleich mehrere Symbole. Lassen Sie Ihrer Hand freien Lauf. Wenn Sie fertig sind, sind Sie zu vollem Bewußtsein zurückgekehrt, Sie fühlen sich frisch und zuversichtlich und sind gerüstet, den Anforderungen des Tages kreativ gerecht zu werden.

Beschreiben Sie in Ihrem Notizbuch, welche Erfahrungen Sie beim Trancetanz und mit dem sich entwickelnden Symbol der Integration, der Auflösung der Gegensätze, gemacht haben. Denken Sie über die Bedeutung des neuen Symbols nach, das Sie auf Ihren Schild gemalt haben. Sie können auch zusätzlich die Technik der kreativen Projektion einsetzen, um seine Bedeutung für Sie persönlich genauer zu untersuchen. »Werden« Sie zu dem Symbol – so wie Sie es bereits früher praktiziert haben –, und beschreiben Sie sich selbst in der Gestalt dieses Symbols, und zwar sprachlich in der Ich-Form und Gegenwart.
Mit diesem Ritual haben Sie den Prozeß abgeschlossen, für jeden Quadranten des Todesschildes ein Symbol zu finden. Schmücken Sie Ihren Schild mit Einfassungen oder anderen Dingen, um die Gestaltung abzurunden. Zu diesem Zweck sind schon die verschiedensten Objekte benutzt worden, angefangen von Federn, Tannenzapfen und Kristallen bis hin zu Erbstücken und Fotos. Finden Sie für Ihren Todesschild

einen Platz, wo Sie ihn regelmäßig sehen. Er wird Ihnen helfen, die innere Arbeit der Transformation, die Sie geleistet haben, um Ihr Verhältnis zum Tod zu verändern, nicht aus dem Blick zu verlieren. Er stellt auch einen konkreten Bezugspunkt dar, der Ihnen emotionalen Schutz gewähren kann, wenn Sie existentielle Fragen über Ihre Sterblichkeit und Ihren Platz in der Welt quälen.

Finden Sie Trost und Zuversicht in dem Wissen um die innere Reise, die sie unternommen haben und die auf dem Schild festgehalten ist. Meditieren Sie über die Symbole. Sie sind aus den Tiefen Ihrer Psyche aufgestiegen und bieten Ihnen einen Zugang zu Ihrer innersten Weisheit. Fügen Sie neue Symbole hinzu, wenn sich Ihr Verhältnis zu Ihrer Sterblichkeit weiterentwickelt.

Pegs Symbol

Pegs Symbol für die neue Mythologie über den Tod war ein Paar laichender Lachse. »Nachdem sie ihr Leben gelebt haben, hinterlassen sie am Ende ihres Lebens Rogen und Milch auf dem Kies, wo eine Generation zuvor ihr eigenes Leben gezeugt worden ist. Mit ihren letzten Bewegungen sichern sie die Zukunft ihrer Art. Der Kreislauf ist vollendet, und das Weiterleben ist gesichert. Im Tod liegen Kraft und Erneuerung: Würde und Vollendung. Die leblosen Körper nähren Flußkrabben, Schnecken, Waschbären, Vögel und Bakterien. Nichts ist verschwendet.«

Sie benutzte die Technik der kreativen Projektion und schrieb: »Ich bin ein weiblicher Lachs, das Symbol großer Weisheit in der keltischen Tradition. Ich habe erhebliche Gefahren überlebt und bin wegen meines Fleisches gejagt worden; ich kenne die Tiefen der Meere. Ich bin im Süßwasser geboren, im Salzwasser zur Reife herangewachsen und komme im Tode zu meinen Ursprüngen zurück. Meine Rückkehr war schwer, denn es zog mich flußaufwärts, über scharfe Felsen; ich hatte vielstufige Wasserfälle zu überwinden, entging geschickten Anglern, Adlern im Sturzflug und den Tatzen der Bären. Ich kenne die Angst in flachem Wasser und die kraftraubende Gewalt plötzlich anschwellender Schmelzwasser. Ich habe in wegrutschenden Sandbänken um Atem gerungen, und ich habe bei Flut den Vollmond sich im Fluß spiegeln sehen. Ich habe durchgehalten, geleitet durch Vorsehung und Lebensfreude, denn trotz aller Mühen ist das Leben schön. Ich habe meine Freiheit und meine Kraft ausgekostet. Ich hinterlasse meinen Nachkommen das Erbe eines erfüllten Lebens.«

Roberts Symbol

»Meine linke Seite stellte meine Angst vor dem Tod dar. Ich sah meinen starken, gesunden linken Arm welk werden. Er wurde alt, fahl, kraftlos. Auf der anderen Seite war das reine Licht – ein Teil des Lichtes kam von Dawns 25 Geburtstagskerzen, die aus der Vergangenheit über fast zwei Jahrzehnte hinweg herüberleuchteten. Als die beiden Energien miteinander verschmolzen, hatte ich plötzlich eine erstaunlich komplexe und gehaltvolle Vision. Ich sah den Fortschritt der Evolution von der Vergangenheit bis in die Zukunft hinein. Es sah aus, als ob alle Geschöpfe Gottes in eine endlos scheinende Kette eingereiht waren und sich auf einer langen Reise befanden. Die Reihe begann mit den Reptilien, die aus dem Meer auftauchten. Alle Arten des Tierreiches waren vertreten. Jedes nachfolgende Geschöpf war etwas weiter entwickelt als das vorhergehende. Ich erkannte, daß auf jeder neuen Entwicklungsstufe die Denkfähigkeit zunahm und von einem bestimmten Punkt ab auch die Fähigkeit des Mitfühlens. Die Säugetiere leiteten über zu der Stelle, an der die Menschen begannen. Zuerst die Höhlenmenschen mit ihren Keulen. Gerade hinter mir waren die alten Griechen und Römer.

Die Prozession setzte sich auch vor mir fort – so weit mein Auge in die Zukunft reichte. Von meinem Standort aus, also in der Gegenwart, konnte ich erkennen, daß die Menschen in der Zukunft viel weiter entwickelt waren als wir. Ich fühlte den Unterschied. Sie strahlten ein starkes, spirituelles Licht des Mitgefühls, der Gelassenheit und des Verständnisses für die Wechselbeziehungen zwischen allen Wesen aus. Sie vermittelten ein Gefühl von Frieden und Zusammenarbeit. Der Glaube, daß wir immer mehr so werden wie sie, linderte den Schreck über den geschwächten Arm und den herannahenden Tod nicht, aber die Aussicht auf das, was vor uns lag und wie wir werden können, bot Trost, daß sich die Dinge richtig entwickeln werden.

Da ich Teil dieser Kette bin, erhält das Leben eine Bedeutung, die mein Tod ihm nicht nehmen kann. Ich verstehe das Leiden entlang dieser Kette immer noch nicht, aber meine Vision hilft mir, dem Leiden einen Sinn zu geben. Ich war auch erstaunt, daß ich erleichtert war, mich als einen Baustein zu sehen, ein Glied in der Evolutionskette. Tief in mir spürte ich, daß es nicht nötig war, das Ende dieser Kette zu sein. Mit dieser Erkenntnis verlieren meine Perfektionsteufel einiges an Wirkkraft. Ich respektiere, wer ich bin, anstatt über all das nachzugrübeln, was ich nicht bin.«

Die vierte Stufe:

Entwicklung einer neuen Mythologie des Todes

Während wir heranreifen, prüft und aktualisiert unsere Psyche immer wieder unsere ureigensten Vorstellungen und Ansichten über den Tod. Bei der Arbeit mit diesem Programm werden Sie entdeckt haben, daß man diese natürliche Entwicklung mehr oder minder bewußt beeinflussen kann. Im jetzt folgenden Schritt des Programms werden Sie all das bisher Erarbeitete mit einbeziehen, um eine Todesmythologie zu formulieren, die in Ihnen stärker als zuvor Kräfte für das Leben freisetzt.

Persönliche Mythen beinhalten einen fundamentalen Widerspruch. Obwohl wir auf Mythen, die uns Orientierung geben, angewiesen sind, müssen wir doch auch in der Lage sein, die Welt neu zu erfassen, vorgefaßte Modelle beiseite zu schieben und uns ganz auf das einzulassen, was ist, um lebendig zu bleiben. Wenn wir uns auf etwas wirklich einlassen, entstehen Momente der Klarheit, in denen wir zu neuen Kenntnissen darüber gelangen können, wie wir mit bestimmten Situationen fertig werden oder wie wir einen bestimmten zentralen Mythos verändern müssen. Einerseits ist es natürlich und notwendig, leitende Mythen zu schaffen, damit wir in der Lage sind, unsere Erfahrungen einzuordnen, Strategien der Lebensgestaltung zu entwickeln und zu vermeiden, Fehler der Vergangenheit zu wiederholen. Andererseits ist es gefährlich, zu fest an unseren unter Opfern gewonnenen Einsichten, Verhaltens- und Wahrnehmungsmustern festzuhalten. Wie zweckdienlich unsere Mythen auch sein mögen: Wenn wir uns zu sehr an sie klammern, können wir die

wertvollen Momente verpassen, in denen uns die Chance geboten wird, mit neuen Augen zu sehen.
Stephen Levine stellt fest, daß die größten emotionalen Leiden von unseren Wünschen und Ängsten verursacht werden, das heißt von unseren Modellen von dem, was wir wollen und was wir nicht wollen. Er legt uns nahe, daß wir dann unserer »ursprünglichen Natur« begegnen, wenn wir in der Lage sind, unsere inneren Modelle beiseite zu legen und direkt mit der Wahrheit des Augenblicks in Berührung kommen. Dieses Erlebnis reinigt und wird zu einer heilenden Linse, die »die Potentialitäten des Augenblicks in einem Brennpunkt vereinigt«[1]. Er weitet diese Empfehlungen sogar auf den Härtetest körperlicher Schmerzen aus. Er vermittelt Menschen, wieviel es wert ist, selbst ihrem physischen Schmerz bewußt zu begegnen – mit vollem Atem, die Spannungen losgelassen, mit offenem Herz und wachem Geist.
Wir hoffen, daß Sie am Ende dieses Programms hin zu einer neuen Todesmythologie die Einstellung übernehmen werden, sich Ihren inneren Erfahrungen direkt zu stellen, so wie es seit alten Zeiten in einer langen Tradition von Meditationstechniken praktiziert worden ist. Nehmen Sie auch Ihre Ängste, Verwirrungen und unerfüllten Sehnsüchte mit einem offenen Herzen an. Es wird Ihnen helfen, wenn Sie immer wieder – so wie Sie es nun getan haben – Ihre Mythologie bewußt untersuchen, das heißt ihre Wurzel erforschen, darin enthaltene Konflikte aufdecken und allgemein bewerten, wie sie Ihnen nützt. Halten Sie jedoch auch am besten Teil Ihrer Mythologie nicht zu sehr fest. Sie ist zwar ein Navigationsmittel, sogar ein sehr gutes, aber sie kann Ihnen bei direkten Erfahrungen auf Ihrer Reise auch in die Quere kommen. Auf jeder Reise kommt der Zeitpunkt, an dem man die Landkarten beiseite legen und seinem eigenen Spürsinn folgen sollte. Wenn Sie Ihre Mythologie überarbeiten, bleiben Sie deshalb auf Ihre Aufgabe konzentriert, aber auch für den Prozeß offen. Wir schlagen vor, daß Sie sich parallel zum verbleibenden Programm öfter den Leitsatz ins Gedächtnis rufen, den

Stephen Levine zur Überwindung von Ängsten, Begierden und Erwartungen lehrt: »Atme bewußt. Entspanne den Bauch. Öffne das Herz.«

Wir werden Ihnen im folgenden drei weitere persönliche Rituale vorstellen. Sie sollen Ihnen helfen, Ihre bisherigen Erfahrungen in eine Todesmythologie einfließen zu lassen, die Ihnen wahrhaft Lebenskraft vermittelt. Im ersten Ritual werden Sie einen Todesgesang finden, der Ihnen Ihre erneuerte Mythologie und die damit verbundene Tröstung und Orientierung unmittelbar verfügbar macht. Im zweiten werden Sie eine Vision Ihres eigenen Todes entwickeln. In einer gedanklichen Vorstellung liegt viel Kraft, und eine positive Vision vom Tod bringt Sie einer Selbsterfüllung näher. Im dritten Ritual werden Sie die Philosophie über den Tod, die Sie zu Beginn des Programms formuliert haben, überdenken und Formen finden, die zum Ausdruck bringen, wie sie sich entwickelt und vertieft hat.

Persönliches Ritual Nr. 13: Ihr Todesgesang

In vielen Religionen wird der Tod als der kritische Moment in der Transformation aus dem diesseitigen Leben in ein Dasein in heiligeren Gefilden angesehen. Den Gedanken eines Menschen beim letzten Atemzug wird oft große Bedeutung beigemessen. Mancher Mensch bereitet sich ein Leben lang darauf vor, damit er mit dem Namen Gottes auf seinen Lippen sterben wird, um so schon vom Göttlichen erfüllt zum Ursprung des Lebens zurückzukehren. Als Mahatma Gandhi von der Kugel seines Mörders getroffen wurde, rief er noch im Stürzen »Ram«, welches einer der Namen Gottes in der Hindu-Tradition ist.[2] Tausende und Abertausende von Juden sind mit den Worten »Sh'ma Yisrael, Adonai Elohaynu, Adonai ehkhad« (»Höre, Israel, der Ewige, unser Gott, der Ewige ist einzig!«) auf den Lippen gestorben.

Levine beschreibt eine »außergewöhnliche Technik«, die einige amerikanische Indianerstämme entwickelten, um sich auf den Tod vorzubereiten. Junge Krieger empfingen – vom Großvater, durch einen Traum, eine Meditation oder eine Vision – einen Todesgesang, den sie ihr ganzes Leben benutzten, um in Zeiten der Gefahr oder Angst, oder wenn sie Heilung brauchten, mit dem großen Geist in Verbindung bleiben zu können. Der Todesgesang »stellte eine jederzeit verfügbare Technik der Zentrierung dar, mit der man auch in großer Not ein offenes Herz und einen klaren Geist bewahren konnte.«[3] Wenn der Krieger vom Pferd fiel, von einem wilden Tier angegriffen wurde oder im Fieber lag, stand der Todesgesang jederzeit zur Verfügung. Levine beschreibt das folgende Bild: »Stelle dir vor, du hast deinen Todesgesang bei verschiedenen verschwiegenen Anlässen vielleicht schon hundertmal gesungen und findest dich nun eines Tages im Schatten eines großen Felsens wieder; in deinem Körper brennt ein Schlangengift, das deine Glieder zu lähmen beginnt, und niemand ist da, der dir helfen kann. Aber du bist nicht hilflos. Du hast einen machtvollen Kanal, einen Pfad, dem du unbeirrt folgen kannst, bis zum Tod.«[4] Der Todesgesang schuf Vertrautheit mit dem Unbekannten und verhalf zu Gelassenheit beim Eintritt in die Welt des Geistes. Ein Mensch, der diese Einübung der Integration von Leben und Sterben immer wieder praktiziert hatte, konnte dem Tod mit größerem Frieden und Klarheit entgegengehen, so wie wenn man sich auf eine schwierige Reise gut vorbereitet hat.

Sowohl Ihr Todesschild als auch Ihr Todesgesang, den Sie nun empfangen werden, können Begleiter sein, die Ihnen in schweren Zeiten Trost spenden. Mit entsprechender Einübung kann Ihr Todesgesang Ihnen Zugang verschaffen zu Inspirationen, die sich aus den besten Elementen Ihrer neu entwickelten Todesmythologie entwickeln, und zu dem offenen Raum, der sich dahinter erstreckt, wo Ihre Wahrnehmungen klar sind und Sie unvermittelter mit der Realität in Kontakt stehen. Er vermittelt Ihnen eine Form, mit deren Hilfe Sie Ihr Leben mit größerer Klarheit und tieferem Verständnis füllen können. Benutzen Sie den Todesgesang immer dann, wenn Sie sich mit Gefahren oder Verlusten auseinandersetzen müssen oder wenn Sie auf Heilung angewiesen sind.

Sie werden beim folgenden Prozeß zu dem »Gefühl höchster Integration« zurückkehren, das Sie im vorausgegangenen Ritual erlebt haben, und dieses Erlebnis mit Ihrem Todesgesang in Verbindung bringen. Im neuen Ritual entwickelt sich der Todesgesang tatsächlich aus eben diesem »Gefühl höchster Integration« heraus, und das Gefühl des Friedens und des Verstehens ist ein Teil davon. Vielleicht müssen Sie das vorhergehende Ritual ein paarmal wiederholen, bevor Sie die erwünschte Ruhe und Integration erreichen. In der folgenden Anleitung werden Sie erst durch eine etwas abgewandelte Version des Rituals und anschließend zum Todesgesang geführt.

Erinnern Sie sich an Ihren Trancetanz, mit dem Sie einer neuen Ebene der Integration in Ihrer Mythologie über den Tod Platz geschaffen haben. Sie werden nun mit einem ähnlichen Tanz beginnen, der in Ihrem Körper, Herz und Geist Raum schaffen soll für Ihren Todesgesang. Suchen Sie sich die gleiche oder ähnliche Musik wie bei Ihrem Trancetanz aus. Bewegen Sie sich zur Musik im Bewußtsein, dabei die tiefer liegenden Schichten des eigenen Ich einzuladen, einen Todesgesang zu entwerfen, entweder in Form von Wörtern oder von Tonfolgen, die Ihnen Trost und Heilung vermitteln. Bewegen Sie sich schnell und voller Ausdruck zum Rhythmus. Bleiben Sie so lange dabei, bis Ihr Körper müde und Ihr Geist klar sind. Dann machen Sie die Musik aus, legen sich hin und bereiten sich darauf vor, Ihren Todesgesang zu empfangen.

Ihr Körper entspannt sich, während Sie sich auf diese Anleitung konzentrieren. Achten Sie auf Ihre Atmung. [Pause] Sie hören und spüren jedes Einatmen und jedes Ausatmen. [Pause] Sie fühlen, wie sich Ihr Bauch und Brustkorb füllen ... und leeren. [Pause] Während Sie weiteratmen und sich entspannen, können Sie sich zunehmend besser auf meine Stimme und meine Vorschläge konzentrieren. Wenn Ihnen Geräusche aus der Umgebung oder flüchtige Gedanken ins Bewußtsein kommen, verlieren sich diese genauso schnell wieder in den Hintergrund, wie sie erschienen sind. Sie atmen langsam und tief und entspannen sich mit jedem der nächsten fünf Atemzüge immer tiefer: Eins [Pause]; zwei [Pause]; drei [Pause]; vier [Pause]; fünf [Pause].

Erinnern Sie sich, daß in einem früheren Ritual eine Seite Ihres Körpers die Ur-Todesangst repräsentierte. Lassen Sie die Empfindungen, die Ihre Ur-Todesangst symbolisieren, wieder wach werden. [Pause] Zu diesen Empfindungen können Kälte, Anspannung, Schwere oder Dunkelheit gehören. [Pause] Sie spüren diese Empfindungen ganz besonders deutlich in der Hand auf der angstbesetzten Seite Ihres Körpers.

Erinnern Sie sich nun an die Empfindungen in der Seite Ihres Körpers, die den Frieden repräsentierte. [Pause] Lassen Sie nun auch diese Empfindungen, die Ruhe und Gelassenheit dem Tod gegenüber darstellen, lebendig werden. [Pause] Zu diesen Empfindungen können Wärme, Licht oder ein prickelndes Gefühl gehören. [Pause] Sie spüren diese Empfindungen ganz besonders deutlich in der Hand auf der vom Frieden geprägten Seite Ihres Körpers.

Erinnern Sie sich, wie die Empfindungen in den beiden Hälften Ihres Körpers in eine gemeinsame Energie verschmolzen. [Pause] Dieses Mal kann dieser Prozeß des Verschmelzens in Ihren Händen beginnen. Heben Sie Ihre Hände hoch, und halten Sie sie etwa einen halben Meter voneinander entfernt; die Handflächen sind zueinander gerichtet. Spüren Sie die Empfindungen in der Hand, die Ihre Todesfurcht repräsentiert. [Pause] Richten Sie nun Ihre Aufmerksamkeit auf die

Empfindungen in der Hand, die den Frieden mit dem Tod darstellt. So wie sich Gegensätze anziehen, werden Ihre Hände zueinander gezogen.
Langsam nähern sich Ihre Hände einander. Sobald sie sich berühren, werden Sie ein Verschmelzen der Energien aus beiden Seiten Ihres Körpers spüren. Eine einzige, gemeinsame und schöpferische Integration dieser beiden Energien wird Ihre Hände umschließen, Ihren Körper durchfluten und eine tiefe innere Harmonie in Ihnen zurücklassen. [Pause] Ihre Hände bewegen sich jetzt aufeinander zu. [Pause] Wenn sich Ihre Hände berühren, können Sie die Finger ineinandergleiten lassen. [Pause] Die beiden Energien verbinden sich nun, vereinigen sich und werden zu einer einzigen Energie, die die besten Eigenschaften aus beiden enthält. Fühlen Sie, wie sie mit jedem Atemzug weiter miteinander verschmelzen. [30 Sekunden Pause]
Während die neu zusammengeführten Energien Ihre Hände und Ihren Körper durchdringen, spüren Sie immer stärker, wie in Ihnen eine neue Entschlußkraft und Orientierung gewachsen sind. Lassen Sie Ihre Hände sinken, und fühlen Sie, wie die Energie durch beide Seiten Ihres Körpers fließt und wie Ihre Empfindungen zu einem einzigen integrierten Gefühl verschmelzen. [Pause] Spüren Sie, in welchem Teil Ihres Körpers dieses Gefühl der Integration am stärksten ist. [Pause] Beginnen Sie damit, in dieses Gefühl hineinzuatmen. Ihr Atem ist lang und tief.
Lassen Sie Ihren Atem so über Ihre Stimmbänder hinwegstreichen, daß bei jedem Ausatmen ein Ton entsteht. [Pause] Lassen Sie diesen Ton die Harmonie zwischen den beiden Seiten ihres Körpers ausdrücken, einen konstruktiven Zusammenklang Ihrer Urängste und Ihrer Gelassenheit. [20 Sekunden Pause] Experimentieren Sie mit diesen Tönen, bis ein Gesang oder ein Lied entsteht. Der Gesang wird Ausdruck dieses Gefühls der Integration sein und zusätzlich alles umfassen, was Sie an Frieden und Verständnis über Leben und Tod gefunden haben. Der Gesang kann sich aus verständlichen Worten

zusammensetzen oder aus Tönen, deren Wortsinn Sie nicht erkennen können. Er wird Sie in Ihrer Ganzheit betreffen – körperlich, seelisch und geistig. Empfangen Sie nun Ihren Todesgesang; lassen Sie ihm Zeit, sich zu entwickeln. Wiederholen Sie ihn so lange, bis Sie ein Gefühl des Friedens und der inneren Harmonie erfüllt.

Sie können jederzeit in diesen Zustand und Raum zurückkehren, indem Sie dreimal tief durchatmen, Ihre Hände zusammenlegen und sich das Gefühl der Integration vergegenwärtigen. Während Sie Ihre Hände zusammenpressen, singen Sie Ihren Todesgesang. Probieren Sie es jetzt einmal aus. Atmen Sie dreimal tief durch. Singen Sie Ihren Todesgesang, bringen Sie dabei Ihre Hände zusammen und pressen Sie sie gegeneinander. Singen Sie weiter, und spüren Sie, wie ein Gefühl der Integration und Einheit durch Ihren Körper wandert. Wiederholen Sie dies in den nächsten Wochen regelmäßig, bis Ihr Todesgesang Sie zuverlässig in einen Zustand der Ruhe, Offenheit und des Verständnisses versetzt, der von Ihrer neuen Todesmythologie inspiriert ist. Wie ein indianischer Krieger können Sie Ihren Todesgesang jederzeit anstimmen, wenn Sie Bedrohung oder Angst, Trauer oder Schmerz empfinden oder das Bedürfnis haben, mit dem »Großen Geist« zu sprechen.

Pegs Todesgesang

»Obwohl ich wie üblich sehr originell sein wollte, ist das Thema meines Todesgesangs ein sehr bekanntes:

> Heute ist ein guter Tag zum Sterben.
> Die Sonne wird morgen aufgehen.
> Heute ist ein guter Tag zum Sterben.
> Der Fluß wird ewig fließen.
> Heute ist ein guter Tag zum Sterben.
> Ich folge meiner Glückseligkeit in die Erde.«

Ein Todesgesang ist etwas außerordentlich Persönliches. Pegs Gesang hat für sie selbst eine bestimmte Bedeutung, während eine andere Person vielleicht etwas ganz anderes mit den Worten verbindet. Auf die Bitte, die Bedeutung ihres Todesgesangs zu erläutern, erklärte sie die Zeile »Heute ist ein guter Tag zum Sterben« mit den Worten: »Ich bedauere nichts; ich habe alles erledigt; ich habe keine Angst.« Indem sie sich selbst jeden Tag versichert, daß sie *bereit ist* zu sterben und dies auch in die Welt hinausruft, erinnert sie sich daran, daß das Leben Teil eines größeren Kreislaufs ist und daß sie daher ihre Bindungen an die irdische Welt weiter lockern kann. Mit den mittleren Zeilen unterstreicht Peg Ihre Überzeugung, »daß es kein Ende gibt.« Die »Wasser des Lebens fließen endlos und unerschöpflich.« Die letzte Zeile, »Ich folge meiner Glückseligkeit in die Erde«, vermittelt Peg ein angenehmes, tröstliches Bild: »Ich schließe den Kreis, lasse meinen Geist los und gebe meinen Körper in den Kreislauf der Erde zurück.«

Roberts Todesgesang

»Ich begann mit einem tiefen, durchdringenden Ton, der von weit unten aus meinen Zehen heraufkam und der jede Körperzelle zum Vibrieren zu bringen schien. Er brachte eine Wärme mit sich, die mich in ein einendes, pulsierendes Gefühl einhüllte. Es war sehr angenehm. Dann spürte ich, daß ein Teil von mir etwas sagen wollte. Ich spürte, daß ich weiter diesen Ton klingen lassen sollte, nun aber leiser, und daß ich zulassen sollte, daß sich daraus Worte formten. Ich hatte die Vorstellung, diesem Teil tief in mir die Kontrolle zu übergeben. Die ersten Worte, die sozusagen herauspurzelten, und zwar in einer ganz schönen Melodie, waren folgende:

Komm, hör mein Lied für dich.
Komm, hör mein Lied für dich.

Komm, hör deinen Todesgesang.
Komm, hör deinen Todesgesang.

Bei diesen Worten war ich sofort ganz Ohr. Ich hörte in mich hinein. Zunächst war für lange Zeit Stille. Dann sah oder hörte ich – da bin ich mir nicht ganz sicher – zunächst noch undeutlich etwas mehr. Bald konnte ich einen weiteren Vers mit einer ähnlichen Melodie erkennen:

Du, der du noch nicht bereit bist zu sterben.
Du, der du noch nicht bereit bist zu sterben.
Komm, hör deinen Todesgesang.
Komm, hör deinen Todesgesang.

Ich lauschte weiter, und immer mehr neue Verse kamen:

Der Tod ist real wie das Leben.
Der Tod ist real wie das Leben.
Der Tod ist irreal wie die Zeit.
Der Tod ist irreal wie die Zeit.

Du mußt anhalten und sehen,
was immer schon war.
Du mußt anhalten und sehen,
was immer schon war.

Damit du das Zeitlose kennst,
während du dein Leben lebst.
Damit du das Zeitlose kennst,
während du dein Leben lebst.

Du mußt anhalten und sehen,
was immer schon war.
Damit du das Zeitlose kennst,
während du dein Leben lebst.

Aus deinen Tiefen heraus
findest du
den zeitlosen Raum,
der den Tod überwindet.
[Ungefähr ein dutzendmal wiederholt.]

Dieser letzte Vers ist der Teil, den ich zu meinem Todesgesang erklärt habe. Er erinnert mich daran, daß ich mit dem Tod rechnen muß, auch dann, wenn ich ihn aus den Gedanken verdränge. Er ist Realität. Er erinnert mich aber auch daran, daß der ›zeitlose Raum‹, der mir das Wesen des Todes enthüllt und zeigt, daß der Tod nicht das Ende ist, immer in mir zu finden ist. Der Haupteffekt dieses Prozesses, in dem ich mein Verständnis des Todes vertiefe, besteht darin, daß ich innerlich erregt, angeregt – vielleicht sollte ich sagen: inspiriert – werde, öfter diesen ›zeitlosen Raum‹ aufzusuchen, der in meinen eigenen Tiefen verborgen ist, und aus ihm heraus möglichst erfüllt zu leben.«

Persönliches Ritual Nr. 14:

Eine persönliche Todesfabel: »Vision eines guten Todes«

Erinnern Sie sich an die Todesfabeln, die Sie bereits geschrieben haben: »Der Tod im Schatten der Angst« und »Tod im Licht der Transzendenz«. In diesem Ritual werden Sie eine dritte Geschichte schreiben. Sie spiegelt die Integration Ihrer Urangst vor dem Tod und der Gelassenheit wider, also dem, was Sie ganz persönlich an entspannterer Wahrnehmung des Todes entwickelt haben. Diese Geschichte wird aber nicht die Gestalten der ersten beiden Fabeln aufgreifen, sondern handelt von Ihnen selbst und von einem möglichen Ereignis in Ihrer Zukunft. In dieser persönlichen Todesfabel werden Sie für sich die Vision eines guten Todes entwickeln. In dieser Vision werden Sie sich mit ihren Ängsten versöhnt haben, und es wird Ihnen gelungen sein, Ihrem Tod gegenüber ein Gefühl inneren Friedens zu entwickeln.

William Irwin Thompson beschreibt das Verhältnis zwischen unseren inneren Bildern und dem Leben, das wir führen, folgendermaßen: »Wie ein Angler, der seinen Köder auswirft, scheint der Mensch eine Phantasie weit auszuwerfen, um sich dann langsam in sie hineinzuziehen.«[5] Unsere inneren Bilder und Denkmuster sind gewissermaßen magnetisch aufgeladen – sie beeinflussen uns, Verhaltensweisen an den Tag zu legen, die dazu beitragen, daß sie selbst sich bewahrheiten. Ihr Leben folgt Ihrer persönlichen Mythologie, genauso, wie dies umgekehrt zutrifft. Wenn Sie Ihre Mythologie verändern, indem Sie sie in einer Weise konstruktiver gestalten, daß sie Ihr bestes Potential stärker fördert und mehr mit Ihrer tiefliegenden persönlichen Weisheit im Einklang steht, dann werden sich erwünschte Veränderungen einzustellen beginnen. Wenn Ihr Lebensweg sich dagegen an einer Vision nachlassender Gesundheit, abnehmender Lebensfreude, schwindender Chancen und eines schrecklichen Endes orientiert, dann wird Ihr Weg in die Zukunft sich anders darstellen und auch anders *sein*, als wenn die Vision des Alterns, von der Sie sich leiten lassen, Hoffnung vermittelt und Chancen und Möglichkeiten hervorhebt. Manche Menschen entwickeln ein Bild von sich selbst im hohen Alter, welches einschließt, daß sie das Alter als Zeit zunehmender Weisheit genießen, daß sie sich Zeit nehmen und sich an den kleineren Freuden des Lebens erfreuen können, daß sie in Zufriedenheit auf das früher Erreichte zurückblicken können und es als Erleichterung empfinden, daß sie nicht mehr im gesellschaftlichen Funktionszwang stehen. Auch wenn solche Visionen keine Garantien für das spätere Schicksal sind, machen sie doch Mut für Entscheidungen, die die Chancen erhöhen, daß diese

Hoffnung Wirklichkeit werden kann. Manchmal entsteht eine Vision spontan. Eine 56jährige Frau hatte folgendes Erlebnis:[6]
»An meinem Geburtstag war ich allein in Nordkalifornien unterwegs; ich hatte gerade eine Wanderung durch einen Wald von Redwoodbäumen hinter mir und war ganz erfüllt von Ehrfurcht und Staunen, da kam mir eine Vision von meinem eigenen Tod. Ich liege mit dem Gesicht nach unten auf dem kühlenden, duftenden Humusboden aus Nadeln und Farnen, und ein Lichtstrahl dringt durch den auf unbeschreibliche Weise heiligen Wald und fällt auf mich. Es ist ein dunkles, viereckiges Wäldchen von Redwoodbäumen, und an den Eckpunkten steht jeweils ein großer Baum als Wächter. Ich erkenne ein Grab, das zwischen den Wurzeln ausgehöhlt worden ist, ohne diese zu beeinträchtigen. Die Wurzeln bilden eine rechteckige Wiege. Drei Männer und eine Frau tragen mich zu der Höhle. Einer der Männer ist mein Ehemann, eine zarte Gestalt, dünn und alt. Der zweite ist ein lieber Freund. Das Gesicht des dritten ist ein Schatten, den ich nicht erkennen kann. Die Frau ist eine liebenswerte junge Unbekannte.
Ich weiß, daß ich 94 Jahre alt bin. Mein Haar ist schlohweiß, mein Gesicht braun und faltig, wie eine putzige Walnuß. Meine Augen sind lebendig und ohne Furcht. Ich bin in ein loses, unauffälliges Gewand gekleidet, mit einem zitronengelben Schal um den Hals. Es ist nur noch wenig von mir übriggeblieben, mein Körper ist leicht und beinahe durchsichtig. Sie legen mich in die Wiege aus Wurzeln hinein, und wir lächeln uns an, einer nach dem anderen. Da ist keinerlei Verzweiflung, nichts Quälendes. Ich ruhe in meiner Wiege aus Erde und schaue auf zu den wunderbaren Baumstämmen. Ich nehme den strengen Geruch der Feuchtigkeit wahr. Mein Atem strömt ein letztes Mal aus meinem Körper aus. Ein Eichhörnchen klettert aufgeregt zur Spitze eines Astes und läßt einen Tannenzapfen in mein Bett fallen.«
Diese Frau beschrieb danach, welche Rolle diese Vision in ihrem Leben spielte:

»Ich weiß nicht genau, wieviel von dieser mystischen Offenbarung aus Traumfragmenten, Wunscherfüllung oder Verleugnung stammt oder heilige Vision und Zeitsprung ist. Es ist mir inzwischen auch gleich. Nachdem mir eine solchermaßen erfüllende Halluzination, Illusion, heilige Eingebung oder Tagtraum geschenkt wurde, halte ich es für eine weise Entscheidung, daran zu glauben. Als eine Frau, die einiges gelernt hat, habe ich beschlossen, mir diesen Mythos immer vor Augen zu halten. Weil ich glaube, daß ich wie in meiner Vision im Wald sterben werde, setze ich alles daran, meine Chancen auf einen guten Tod zu erhöhen. Selbst wenn ich mich irren sollte, gestalte ich dadurch meine Gegenwart sehr viel erträglicher. Wenn ich anfange, mich als verkohlte Leiche in Armageddon zu sehen, zerstöre ich mir mit Sicherheit meine Gegenwart und trage vielleicht dazu bei, daß das, was ich befürchte, auch wirklich eintrifft – daraus entsteht nichts Fruchtbringendes, darin liegt nichts Gutes. Wenn die Menschen gar nichts Außergewöhnlicheres täten, als sich nur eine Vision eines guten Todes auszudenken, würde sich das auf vieles auswirken: auf das Essen, das sie zu sich nehmen, die Art von Streßbelastungen, denen sie sich aussetzen, auf all die Dinge, die man tun kann, um einen schönen Tod zu haben.«
Wenn Sie Ihre Vorstellungskraft nutzen, um sich ein stimmiges Todesszenario auszudenken, haben Sie die Möglichkeit, sich eine positive und hilfreiche Vision Ihres eigenen Todes auszudenken. Sie werden dann in Ihrer Phantasie auch erleben können, wie Ihnen Ihr Todesgesang in Ihrer letzten Stunde Trost und Stärke geben kann. Lesen Sie zunächst Pegs und Roberts Todesvisionen. Dann suchen Sie sich eine Umgebung, die Ruhe und Inspiration ausstrahlt, vielleicht einen schönen Ort in der Natur. Schreiben Sie auf eine neue Seite Ihres Notizbuches die Überschrift »Meine Todesfabel«. Nehmen Sie sich Zeit zum Entspannen. Hören Sie nach innen, auf eine Stimme, die tiefer liegt. Stellen Sie sich den Ort Ihrer letzten Stunde vor, stellen Sie fest, wie alt Sie sind, wie Sie

aussehen, wie Sie sich fühlen und wer sonst noch bei Ihnen ist. Sie suchen nach einer Vision, die es Ihnen wert ist, sie weit vor sich selbst »auszuwerfen«, eine Vision, in die Sie sich durch die täglichen Entscheidungen, die Ihrem Leben Gestalt geben, »hineinziehen« können.

Pegs Todesfabel

»Ich bin sehr alt. Ich bin verbraucht, aber nicht zerbrochen oder krank. Mein Körper ist aufgebraucht wie eine gefallene Tanne, die Farnen und vielen anderen Pflanzen Platz und Nahrung zum Aufwachsen bietet, die ihre Form verliert und sich in Erde verwandelt.
Ich habe meinen Ehrgeiz, mein Ego, meine Dummheit aufgebraucht. Übrig geblieben sind grenzenlose Liebe und Erfahrung. Auf meinem Bauch und meinen Brüsten sind die Narben der Schwangerschaft, meine Stirn ist gezeichnet von zahllosen Falten von Ärger und vom Grübeln, mein Mund ist eingerahmt von Grübchen, die durch viel Lachen geformt wurden, meine knochigen Füße haben Tausende von Kilometern hinter sich gebracht. Sie alle sind verbleichende Momentaufnahmen meines Lebens.
Heute ist mein Todestag. Die vielen Jahre, in denen ich voller Staunen den Wechsel der Jahreszeiten verfolgt habe, haben mir die Angst genommen. Übrig geblieben ist nur die Sehnsucht. Es ist mitten im Frühling, vielleicht mein Geburtstag, und die Narzissen unter den Erlen nicken voller Begeisterung mit ihren Köpfen. Ich sitze bei ihnen, meine Handflächen berühren die Erde, mein Rücken drückt gegen den moosbewachsenen Stamm eines großen Ahornbaums.
Vor mir sehe ich den glitzernden Bach, der sich in vielen Kurven durch das Schilf schlängelt. Ich spüre den Drang des Lachses, selbst im Sterben Leben weiterzugeben. Mein Körper wird sich auflösen, aber genausowenig verschwendet sein wie der Stamm der Tanne. Neben mir sitzt mein Mann, auch

er ist alt geworden. Wir beide sind die einzigen menschlichen Gestalten hier am Ufer des Yaquina, aber wir sind nicht allein – die Geister der Erde sind bei uns. Unsere Augen treffen sich ein letztes Mal; wir hatten ein langes und gutes Leben. Er wird mich vermissen, aber er wird seinen Weg finden. Wir kennen beide die Gedanken des anderen.
Ich denke an meine Eltern und vergebe ihnen ihre menschlichen Schwächen, so wie ich diese auch mir selbst vergebe. Es ist ein guter Tag zum Sterben. Ich lasse meinen Kopf ein letztes Mal auf der Brust meines Mannes ruhen und spüre, wie er mich mit seinen langen Armen an sich drückt. Eine Träne fällt für die Worte der Liebe, die in meinem Leben ungesagt geblieben sind. Die Sonne fängt die Träne auf und läßt einen Stern darin aufglühen – und wieder bin ich Teil des Ganzen.«

Roberts Todesfabel

»Ich bin zu Hause. Zum letztenmal betrachte ich jeden dieser gesegneten Gegenstände, die mein Zimmer schmücken. Jeder steht für liebe Erinnerungen, ist schön anzusehen und bringt mich auf inspirierende Gedanken. Ich erzähle meinen Kindern und Enkeln, was mir jedes der Objekte bedeutet. Ich sage ihnen auch, was sie selbst mir bedeuten, die sie alle so besonders und einzigartig sind wie die gesegneten Gegenstände um uns. Jeder sagt mir ein paar Worte zum Abschied. Sie erzählen von ihren Erinnerungen an gemeinsame Zeiten und sprechen von Eigenschaften, die sie an mir schätzen und die sie in Erinnerung behalten werden. Ich verabschiede mich von jedem von ihnen. Außerdem sind zwei meiner engsten Freunde gekommen, um sich zu verabschieden. Einer von ihnen sagt mir, daß ›good bye‹ bedeutet: ›Gott sei mit dir.‹ Wir spüren einen tiefen Frieden zwischen uns.
Ich weiß, daß meine Zeit zu Ende geht und bitte darum, mit Dawn allein zu sein. Auf diesen Moment haben wir uns in den letzten Wochen vorbereitet. Wir halten eine Zeremonie

mit Kerzen und Bildern und unterhalten uns über die schönsten Augenblicke in unserem gemeinsamen Leben. Ich stimme meinen Todesgesang an und spüre, wie der kräftige, schwingende Ton tief aus mir heraufsteigt:

Aus deinen Tiefen heraus
findest du
den zeitlosen Raum,
der den Tod überwindet.

Obwohl ich schwach bin, hat es eine gewaltige Wirkung. Wie schon so oft versetzt mich mein Todesgesang in meinen ›zeitlosen Raum‹. Dawn beginnt, ihren eigenen Todesgesang in Harmonie zu meinem zu singen. Unsere Blicke begegnen sich. Die verschiedenen Töne verschmelzen zu einem einzigen Ton, und es ist, als ob auch unsere Seelen eins würden. Die Zeit bleibt stehen, als wir uns miteinander und mit den Kräften des Lebens und des Todes vereinen. In dieser heiligen Vereinigung sagen wir uns das letzte Lebewohl. Ich fahre sanft fort in meinem Todesgesang und schließe dabei langsam meine Augen. Vollkommene Ruhe erfaßt mich. Ich bin ganz und zufrieden. Friedvoll gleite ich aus meinem Körper hinaus zum Licht.«

Persönliches Ritual Nr. 15: Ihre Todesphilosophie – neu bedacht

Der heilige Augustin riet: »Macht den Tod zu eurem Lehrer«.

Ihre Todesphilosophie faßt zusammen, was Sie an Ratschlägen des Todes angenommen haben. Zu Beginn dieses Programms haben Sie Ihre Philosophie des Todes skizziert. Nun werden Sie Veränderungen dieser Philosophie beschreiben. Zunächst kehren Sie zum Dialog zwischen den Gestalten zurück, die einerseits Ihre Todesangst und andererseits ihre Ressourcen zur Transzendierung dieser Angst darstellen, und lassen eine weitere Runde des Gesprächs stattfinden. Lassen Sie das Gespräch sich für mindestens zehn Minuten spontan fortsetzen. Finden Sie heraus, ob Ihre bisherige Arbeit es den beiden Gestalten ermöglicht, einander besser zu verstehen und die Anliegen des anderen unterstützen zu können. Fassen Sie einen solchen Fortschritt in Ihrem Notizbuch zusammen. Danach betrachten Sie noch einmal Ihren Todesschild und lesen in Ihrem Notizbuch nach, was Sie unter der Überschrift »Meine Todesphilosophie« geschrieben haben. Nun setzen Sie auf eine neue Seite die Überschrift »Meine Todesphilosophie – neu bedacht«. Schreiben Sie zehn Minuten lang, und konzentrieren Sie sich dabei auf die Bereiche, in denen Ihre Philosophie des Todes sich weiterentwickelt haben könnte.

Aus Pegs »Todesphilosophie – neu bedacht«

»Ich kann meine Ängste aufleben lassen, indem ich gräßliche Bilder heraufbeschwöre. Ich kann Gründe vorbringen für meine Unsicherheit. Aber wenn das Leben mich eines gelehrt hat, dann ist es das: Es ist besser, sich gut zu fühlen, als sich elend zu fühlen. Ich glaube daran, daß alle Schöpfung Energie ist – Dinge, Raum, Kräfte – alles ist Energie. Die Physik lehrt uns, daß Energie weder geschaffen noch zerstört werden kann, sondern lediglich die Form verändert. Nichts ist verschwendet. Mir gefällt der poetische Begriff ›Geist‹ besser als der mechanische Klang von ›Energie‹.
Ich glaube, daß zu meiner Person etwas mehr gehört als nur mein Körper, den ich voller Dank mein Zuhause nenne. Dieses Etwas umfaßt mein Bewußtsein und meine Persönlichkeit und übersteigt sie noch. Es übersteigt meine Möglichkeiten, die

Frage zu beantworten, wie der Geist entstand und was seine Bestimmung ist (wenn er überhaupt eine hat): Ich kann das Gesicht Gottes nicht kennen. Ich kann lediglich erkennen, daß die Orchestrierung des Kosmos und der Zellen meines Körpers ihren Sinn haben. Ich kann nämlich die Einheit fühlen, die mich mit der Erde und der Schöpfung verbinden, und weil es besser ist, sich gut zu fühlen, als sich gepeinigt zu fühlen, entscheide ich mich dafür, meine Energie in das zu investieren, was zur Ganzheit gehört, was mir heilig ist.
Meine Lebensaufgabe besteht darin, den Geist zu kennen und zu steuern, der *ich* bin. Ich glaube nicht, daß ich ohne eine Beziehung zu den Energien um mich herum – denen der Umwelt, den menschlichen und den spirituellen – leben kann. Deshalb kann ich gar nicht anders, als Harmonie anzustreben. Keine leichte Aufgabe für eine Rebellin, eine Pragmatikerin und eine feige Haut. Ich muß zur Heilerin, Mystikerin und Heldin werden, wenn ich einen schönen Tod haben soll.«

Aus Roberts »Todesphilosophie – neu bedacht«

Robert erörterte einige der Veränderungen seiner Überzeugungen und Ansichten, die eingetreten waren, als er das Programm absolvierte. Er hatte die Lehren der großen Weltreligionen über ein Leben nach dem Tod gründlich studiert. Dazu schrieb er: »Ich bin weniger überzeugt denn je, daß das Leben nach dem Tod eine himmlische Transformation in ewigen, himmlischen Frieden und Freude darstellt, so wie ich es mir früher vorgestellt hatte. Aber ich bin überzeugter denn je, daß es ein Leben nach dem Tod *gibt* und daß ein Plan hinter alledem steht, eine Form der Intelligenz, die alles steuert und die größer ist als alles, was ich mir nur vorstellen kann.«
Robert dachte auch über den Unterschied zwischen den Menschen nach, die einen guten Tod erleben, und denen, für

die das nicht zutrifft. »Die, die ihren Teil dazu beitragen, daß sie einen guten Tod haben, haben etwas Wichtiges über den Tod gelernt. Sie haben gelernt, im Hier und Jetzt zu leben und all dem, was kommen mag, mit offenem Herzen und offenem Geist zu begegnen, so wie es in dem Programm nahegelegt wurde. Sie sind in der Lage, vergangene Enttäuschungen zu verarbeiten und loszulassen und nicht in ihren Erwartungen für die Zukunft zu leben, sondern in der ewigen Gegenwart. Ich weiß nicht, warum es so schwer ist, langsam zu machen und im Hier und Jetzt zu sein. Aber es scheint etwas damit zu tun zu haben, ob ich jemals mit meiner Sterblichkeit Frieden schließen werde.«

Ein weiteres Thema, das Robert ansprach, war der Beitrag, den sein Leben für die Welt darstellen würde. »Früher dachte ich, daß alle Probleme der Welt durch technischen Fortschritt gelöst werden könnten, und voller Fanatismus versuchte ich [als Architekt], die Welt zu entwerfen, in der wir leben könnten. Nun, da es sich herausstellt, daß die Technik genausogut das Böse wie der Erlöser ist, gebe ich meiner Arbeit nicht mehr die gleiche Bedeutung, die sie einmal hatte. Ich komme immer wieder zu der Erkenntnis, daß das bekannte Klischee zutrifft: Wenn ich der Welt helfen will, muß ich bei mir selbst anfangen. Mehr Mitgefühl, Liebe und Gelassenheit entwickeln – darauf kann ich setzen.«

Die fünfte Stufe:

Neue Todesmythologie und Lebensgestaltung

Sie haben nun den größten Teil dieses Programms absolviert, das sich für die Auseinandersetzung mit dem Tod die Entwicklung einer erneuerten, die eigenen Kräfte mobilisierenden Mythologie zum Ziel gesetzt hat. Das Programm sollte Ihnen zeigen, wie Sie sich aktiv und bewußt in die Stufen der Entwicklung einbringen, über die sich eine Mythologie des Todes ganz natürlich herausbildet. In der Arbeit mit mehreren tausend Menschen und ihren Mythen haben wir bestätigt gefunden, daß es dem einzelnen durch ein gezieltes und bewußtes Durchlaufen der fünf Stufen, die Sie nun schon nahezu vollendet haben, möglich ist, ein Verständnis der tieferen mythischen Kräfte und Einflüsse zu gewinnen. Außerdem wird dadurch die Fähigkeit des einzelnen gefördert, diese Kräfte zu beeinflussen und sie in positiver Weise zu nutzen.

Jede der fünf Stufen hat ein spezielles Ziel und entspricht jeweils einer der natürlichen Entwicklungsphasen persönlicher Mythen. Schauen wir auf Ihre bisherige Arbeit zurück: Sie haben zunächst Ihre Philosophie des Todes formuliert, haben sich auf eine Reise zurück in die Vergangenheit zu Ihren frühesten Erinnerungen an den Tod begeben und einen Todesschild gestaltet, um Ihre aus dem Programm gewonnenen Entdeckungen über Ihr Verhältnis zum Tod festzuhalten. Durch diese einzelnen Schritte haben Sie sich zu Beginn einen Überblick über Ihre persönliche Mythologie des Todes und der Sterblichkeit verschafft.

Nachdem Sie so Ihren Ausgangspunkt beschrieben hatten, begannen Sie mit der ersten Stufe des Programms, in der das »Gebäude der Todesverleugnung erschüttert« werden sollte. Viele der Probleme, die Menschen mit dem Tode haben, sind eng verbunden mit unterdrückten oder unbewußten Ängsten. In diesem Teil des Programms haben Sie Ihre eigenen Ängste freigelegt, indem Sie persönliche Rituale durchgeführt haben, die Sie anregen sollten, »den tiefsitzenden Ängsten das Herz zu öffnen«, sich die historischen »Wurzeln« einiger dieser Ängste bewußtzumachen und eine Todesfabel mit der Überschrift »Der Tod im Schatten der Angst« zu schreiben.
In der zweiten Stufe dieses Programms mit dem Titel »Transzendierung der Todesangst« suchten Sie nach Gegengewichten zu Ihren Ängsten und konzentrierten sich dabei besonders auf die Suche der eigenen Seele nach Wegen, den Tod zu transzendieren, wie etwa die Bemühungen, symbolische Unsterblichkeit zu erlangen. Die Arbeit in dieser zweiten Stufe schlossen Sie mit einer zweiten Todesfabel unter dem Titel »Tod im Licht der Transzendenz« ab, die den genauen Gegenpol zur ersten Fabel darstellte.
In der dritten Stufe versuchten Sie den natürlichen Konflikt zwischen der Todesangst und der Hoffnung auf die Transzendierung des Todes zu überwinden. Sie ließen Ihre Todesangst und die Hoffnung auf Transzendierung des Todes einen inneren Dialog führen, öffneten in Ihrem Inneren einen Raum für eine neue, tiefere Lösung dieses Konflikts und erarbeiteten ein körperliches Symbol als Metapher für die Integration der Gegensätze.
In der vierten Stufe wurde Ihre neue Mythologie, die die Lösung Ihres inneren Konflikts widerspiegelt, genauer formuliert, erweitert und in Ihrer Psyche verankert. Um dies zu erreichen, haben Sie sich innerlich vorbereitet, Ihren Todesgesang zu empfangen. Sie haben Ihre eigene Todesfabel geschrieben und Ihre Todesphilosophie weiterentwickelt. In der nun folgenden fünften Stufe dieses Prozesses besteht Ihre Aufgabe darin, Ihre neue Mythologie in Ihre Lebensgestaltung

einzubinden. Dies beinhaltet, sich auf die Ebene des konkreten, alltäglichen Lebens zu begeben und dort entsprechende Veränderungen einzuleiten. Diese Stufe umfaßt drei persönliche Rituale: »Den Nachlaß regeln«, »Eine Zeremonie für die letzte Stunde und die Zeit danach« und »Ein ›gutes Verhältnis‹ zum Tod und zum Leben«.

Persönliches Ritual Nr. 16: Den Nachlaß regeln

Viele religiöse und spirituelle Lehren vermitteln uns, daß wir erst dann Frieden mit dem Tod geschlossen haben, wenn wir in jedem Augenblick bereit sind, das Dasein in dieser Welt loszulassen. In vielen Traditionen finden wir eine rituelle Vorbereitung auf den Tod, der sehr plötzlich eintreten kann. Der Krieger des Altertums war in jeder Hinsicht auf das Sterben vorbereitet, wenn er in den Kampf zog. Denken Sie auch an Texte von Abendliedern oder -gebeten, im Amerikanischen zum Beispiel: »Wenn ich sollt' sterben, bevor ich erwach ...« In einigen orthodoxen jüdischen Gruppen werden auch heute noch jeden Abend beim Zubettgehen Gebete gesprochen, die gleichzeitig als Sterbegebete vorgesehen sind. Es gibt zum Beispiel eine Abendliturgie zur Vergebung für alle, gegen die sich das eigene Herz verschlossen hat, weil diese einem gegenüber schuldig geworden sind, und eine weitere Liturgie zum Bekennen der eigenen Schuld und zur Bitte um Vergebung. In dieser Weise führt man jeden Abend ein Reinigungsritual durch und ist so auf den Tod vorbereitet, falls er in der Nacht eintreten sollte.[1] Dadurch hat man nicht nur die Möglichkeit, für das zu danken, was einem lieb ist, und Frieden mit dem zu schließen, was einem schwerfällt, sondern man bereitet sich auch jeden Abend vor dem Eintritt

in den »kleinen Tod« des Schlafes ein Stückchen mehr auf den endgültigen Übergang vor. Der Schlaf wird somit zur Gelegenheit, das Sterben einzuüben.
Ein anderer Zugang, sich auf den Tod vorzubereiten, besteht darin, seine weltlichen Angelegenheiten in Ordnung zu bringen. Im Verlauf des folgenden Rituals werden Sie einige Schritte überdenken, die Sie unternehmen können, um in Zukunft besser auf die unvermeidliche letzte Stunde vorbereitet zu sein. Wenn Sie diese Schritte bisher nicht eingeleitet haben, möchten wir Ihnen dies sehr nahelegen. Allein schon der Prozeß, sich diesen Angelegenheiten zu widmen und die erforderlichen Entscheidungen zu treffen, kann als Übergangsritual dienen, das Ihnen zu größerem Frieden und größerer Akzeptanz gegenüber der Unvermeidlichkeit des Todes verhelfen kann. Sollten Sie sich aber mit diesen Angelegenheiten bereits beschäftigt haben, schlagen wir Ihnen vor, daß Sie die Entscheidungen, die Sie getroffen haben, noch einmal aus der Perspektive Ihrer neu formulierten Todesmythologie überdenken.
Gehen Sie in jedem Fall in Ihrem Notizbuch auf die gleich folgenden Fragen ein. Lassen Sie sich Zeit, bevor Sie von einem Thema zum nächsten wechseln. Leiten Sie das Nachdenken über jede der Fragen mit einer Meditation über Ihren Todesschild ein, und wiederholen Sie danach Ihren Todesgesang in Kombination mit möglichen Zeremonien (beispielsweise Ihrem Trancetanz), die geeignet sind, Ihnen Zugang zu Ihrer eigenen Weisheit zu eröffnen. Erst dann beginnen Sie sich Notizen zu machen.

1. Mit wem habe ich unerledigte Konflikte, die ich bereinigen möchte, solange ich noch am Leben bin? Überlegen Sie sich für jede Person, die Ihnen einfällt, einen Plan, der im einzelnen aufführt, was Sie tun möchten, wie und wann Sie es tun werden.

2. Gibt es Briefe, Gedichte oder andere Arten von Mitteilungen, die ganz bestimmte Personen nach meinem Ableben erhalten sollen? Welche Vorbereitungen muß ich dafür treffen?
3. Was soll mit meinen besten Werken geschehen (Kunstwerke, Schriftstücke, Arbeiten, die mit meinem Beruf zu tun haben etc.)? Wie mache ich meine Absichten diesbezüglich bekannt?
4. Welche Art eines Begräbnisses wünsche ich mir? Möchte ich verbrannt werden? Möchte ich Teile meines Körpers für Transplantationen oder für die medizinische Forschung zur Verfügung stellen? Wie teile ich diese Absichten mit?
5. Was möchte ich anderen hinterlassen? Wenn ich kein Testament habe, wie kann ich ein solches in gesetzlich verbindlicher Form verfassen?

Vielleicht fallen Ihnen andere Themen ein – vom Überprüfen Ihrer Lebensversicherung über die Verfügung, daß Sie keine Maßnahmen zur künstlichen Lebensverlängerung wünschen, wenn Sie ohne realistische Überlebenschance im Koma liegen, bis hin zur Auseinandersetzung mit Übertretungen, die vielleicht drei Jahrzehnte zurückliegen und bezüglich derer Sie noch Ihren inneren Frieden finden müssen. Sie können diese Liste nach Bedarf ergänzen.[2] Beginnen Sie mit den Überlegungen zu jedem dieser Themen, indem Sie sich zunächst in einen Zustand innerer Klarheit und inneren Friedens versetzen. Sie können zu diesem Zweck die vorgeschlagenen Mittel und Rituale anwenden. Auch wenn es sich vorwiegend um einen inneren Prozeß handelt: Sehen Sie bereits die Vorbereitung, den Weg hin zu diesem Zustand, als ein kreatives Ritual an. Dies ordnet Ihre Absicht richtig ein und macht Sie empfänglicher dafür, Ihre eigene innere Weisheit wahrzunehmen und sie in den Dienst der zu bewältigenden Aufgaben zu stellen.

Pegs Überlegungen

1. Ich habe nur mit sehr wenigen Menschen, die noch am Leben sind, noch etwas zu bereinigen. Ich will meinen Ärger (und meine Selbstgerechtigkeit) einigen Menschen gegenüber loslassen, auch wenn ich eine Art merkwürdiger Befriedigung darin verspüre, sie abzuweisen. Ich werde meine Energie in eine neue Richtung lenken. Wenn ich denke: »Greg ist brutal und selbstsüchtig«, dann werde ich dies so lange wiederholen, bis ich es glaube: »In seinem Kern ist Greg ein guter Mensch.« Ganz schön schwierig.
2. Ich möchte, daß mich vor allem meine Kinder aus meinem Buch *Blind Raftery: Seven Nights of a Wake* lesen hören. Ich habe schon einmal auf Kassetten gesprochen und sie ihnen geschickt, aber soviel ich weiß, haben sie sich nicht die Zeit genommen, sie sich anzuhören. Ich werde neue, bessere Aufnahmen machen, sie schön verpacken und zu meinen Sachen legen, die sie nach dem Tod finden sollen. Für jeden werde ich einen persönlichen Brief schreiben und beilegen. Ich möchte auch, daß ein paar andere Freunde Kopien davon erhalten; dafür werde ich sorgen.
3. Meine besten Werke leben und lachen. Sie sind frei und stehen jenseits meiner Pläne und Absichten.
4. Was meine Beerdigung betrifft, möchte ich, daß man mich in ein Stück ungebleichte Baumwolle wickelt und in unserem Land begräbt. Ich möchte tief begraben werden, wo die Wurzeln eines Redwoodbaumes sich aus den Mineralien meines Körpers holen können, was sie brauchen, so daß eines Tages, wenn ein Urenkel am mächtigen Baumstamm hinaufblickt, ihn das Gefühl überkommen kann: »Dieser Ort kommt mir bekannt vor, hier fühle ich mich sicher.«
5. Ich werde eine Liste erstellen, was mit meinen Sachen geschehen soll, und werde diese Liste meinem Mann anvertrauen.

Roberts Überlegungen

1. Mir scheint mein Tod noch so weit weg in der Zukunft zu liegen, daß es mir schwer fiel, mich auf diese Fragen einzulassen. Dann dachte ich über meine Eltern nach, die ich wahrscheinlich überleben werde. Meine Eltern sind schon alt. Auch wenn sie sich noch guter Gesundheit erfreuen, bauen sie zwischen unseren jährlichen Besuchen von Mal zu Mal merklich ab. Ich habe mich bei diesen Pflichtbesuchen zum Richter gemacht über all das, was ich als ihre verkrusteten und veralteten Wertvorstellungen ansehe, und habe manchmal auch eine verächtliche Bemerkung fallenlassen. Ich habe sie nie ganz ernstgenommen, weil sie in der zweiten Hälfte ihres Lebens den Weg, den ich für den besseren halte, nicht eingeschlagen haben. Ich war nicht bereit, ihnen zu vergeben, weil sie niemals von ihren Ansichten und Sicherheiten, die sie das ganze Leben hindurch begleitet haben, abrücken wollten. Wenn ich mir das jetzt überlege, kommt mir mein eigenes Verhalten ziemlich dumm vor. Sie haben mir ihr Bestes gegeben. Bald werden sie für immer von hier gehen, und ich sitze hier und lasse zu, daß meine Urteile einen Keil zwischen uns treiben! Auch wenn sie mich verunsichern, so liebe ich sie doch. Ich werde sie sehr vermissen, und ich möchte, daß sie meine tiefe Liebe und meine Dankbarkeit für all das, was sie mir gegeben haben, spüren, solange sie noch am Leben sind. Der Besuch nächsten Monat wird ganz anders aussehen.
2. Ich dachte immer, daß ich am Ende meines Lebens etwas schreiben möchte, so etwas wie »Lebensweisheiten eines Vorfahren«, zum Weitergeben an die folgenden Generationen. Ich bin jetzt 42. Ich habe schon mindestens die Hälfte meines Lebens hinter mir. Ich wollte, daß dieser Text meine ganze Weisheit an die zukünftigen Generationen weitergibt, deshalb hatte ich immer die Vorstellung, ihn irgendwann in der fernen Zukunft zu schreiben.

Aber vielleicht bin ich nun bereit, mit einem ersten Entwurf zu beginnen. Ich könnte ihn in den Computer eingeben und jährlich überarbeiten. So könnte ich auch von Jahr zu Jahr gut verfolgen, inwiefern meine Weisheit vielleicht zugenommen hat, und es würde mir helfen, meine Energien in die entsprechende Richtung zu lenken. Auf diese Weise kann ich auch mit dem Bewußtsein meiner Sterblichkeit etwas Konstruktives anfangen.

3. Mein Gott, schon wieder eine Aufgabe, die von einem fordert, sich auf den Tod einzustellen, als ob er gerade um die nächste Ecke auf einen warten würde! Ich gebe ja zu: Es könnte sein! Also werde ich in einem kleinen Album die Höhepunkte meines Lebens zusammenstellen. Ich werde Fotos, Andenken, Zeitungsausschnitte und kurze Geschichten einfügen. Auch drei oder vier von den besten Briefen, die ich jemals erhalten habe, werde ich beilegen, und Kopien von den besten Briefen, die ich jemals geschrieben habe. Ich werde es Bobby [seinem ältesten Sohn] zu seinem Geburtstag schenken, damit er es als ein Vermächtnis für zukünftige Generationen aufbewahrt. Vielleicht werde ich jedes Jahr die Zeit um seinen Geburtstag als Anlaß nehmen, neue Dinge einzufügen und meine »Lebensweisheiten eines Vorfahren« auf den neuesten Stand zu bringen.
4. Ich erinnere mich an Diskussionen mit meinem Vater, in denen er darüber sprach, wie die Einäscherung der Seele dabei hilft, sich aus ihren irdischen Fesseln zu lösen. Jetzt scheint dies weit hergeholt zu sein, dennoch war ich seither der Überzeugung, daß die Einäscherung die beste Methode ist, um einen Körper zu entsorgen. Aber jetzt, wo ich immer mehr bestrebt bin, Dinge auf »natürliche Art« zu tun, wird mir die Vorstellung immer vertrauter, ohne einen Sarg, der mich von der Erde trennt, zur Ruhe gelegt zu werden. Ich bin mir aber nicht sicher. Verbrannt zu werden, assoziiere ich immer noch mit dem Bild des Loslösens, was mir besser gefällt, als in der Erde zu

verrotten. Ich denke, es ist an der Zeit, sich für das eine oder andere zu entscheiden. Ich werde darüber mit Dawn sprechen. Egal, ob ich mich für Bestattung oder Einäscherung entscheide: Ich möchte, daß sie drei Tage vergehen lassen, damit die Lebensenergien genug Zeit haben, meinen Körper in Frieden zu verlassen – wie in den Kirlian-Fotos, auf denen man erkennen kann, wie die Energien eines Blattes mit jeder Stunde nach dem Pflükken immer schwächer werden. Ich schwanke auch, ob ich Organspender sein will. Es ist eigentlich ein bißchen verrückt, da ich ja dann woanders sein werde – aber mich stört der Gedanke, daß einige Teile meines Körpers wahllos verstreut sein werden. Als ich heute morgen über die Frage nachdachte, kam mir in den Sinn, daß es vielleicht ein gutes Gefühl sein könnte, daß eines meiner Organe als dringend gebrauchtes Transplantat zur Verfügung stehen würde.

5. Hier gibt es keine offenen Fragen. Dawn und später die Kinder bekommen alles. Und ich hoffe, daß es, was die Art und Weise angeht, wie wir diesen Planet steuern, zu einer radikalen Wende zum Besseren kommt, damit Bobby und Jill noch lange die Gelegenheit haben, meine redlich verdienten Besitztümer gut zu nutzen.

Persönliches Ritual Nr. 17:

Eine Zeremonie für die letzte Stunde und die Zeit danach

In diesem Ritual werden Sie auf eine geführte Imaginationsreise gehen, in der Sie in Ihrer Phantasie eine Vorstellung Ihrer Todesstunde, Ihres Begräbnisses oder Ihrer Trauerfeier

und Ihres Nachrufs entwickeln. Lesen Sie sich zuerst Ihre persönliche Todesfabel noch einmal durch. Die Vision Ihrer letzten Stunde wird der Ihrer Todesfabel ähnlich sein, aber dieses Mal werden Sie diese Vision nicht nur in Ihrer Phantasie erleben, sondern sich dabei zusätzlich darauf konzentrieren, welche Zeremonie oder welches Ritual Sie sich für Ihren Tod wünschen. Diese Visionen Ihrer Todesstunde, der Trauerfeier und des Nachrufs werden sich entwickeln, während Sie sich im Raum »heiliger Zeit« befinden.
Die folgende Anleitung für diese geleitete Imagination beginnt genauso wie das früher durchgeführte Ritual »Symbolische Unsterblichkeit« und »heilige Zeit«. Versetzen Sie sich wieder in eine innere Haltung, die Ihnen hilft, zum Erleben »heiliger Zeit« Zugang zu finden, bevor Sie mit dem Ritual beginnen. Ihr Trancetanz, Ihr Todesgesang oder weitere Zugangswege, die Sie sich in einem früheren Ritual haben einfallen lassen, können Ihnen helfen, in diesen Raum zu gelangen. Wenn Sie bereit sind anzufangen, nehmen Sie eine bequeme Stellung ein, atmen Sie tief ein und aus und schließen Ihre Augen.

Der Pfad, dem Sie nun folgen werden, um zu der heiligen Zeit zu gelangen, ist durch körperliche Entspannung und schöne Erinnerungen geprägt. Machen Sie es sich bequem – nehmen Sie sich Zeit, zu einem Gefühl der inneren Ruhe, des Friedens und der Wärme zu gelangen. [Pause] Danken Sie Ihrem Körper für seine harte Arbeit und seine guten Dienste. [Pause] Erkunden Sie, welche Teile Ihres Körpers besondere Aufmerksamkeit, Heilung oder Erholung brauchen. Stellen Sie sich vor, wie eine warme, wissende Hand, gefüllt mit wohlriechender Salbe, diese Körperteile sanft berührt und dabei Anerkennung und Dankbarkeit zum Ausdruck bringt. [Pause] Konzentrieren Sie sich ganz darauf, und spüren Sie die fließende, beruhigende Entspannung, die diese wunden und erschöpften Stellen erreicht. [30 Sekunden Pause]

Während Sie sich auf meine Stimme konzentrieren, blenden sich alle anderen Geräusche aus. Sie sind wohlgerüstet für diese Reise in die heilige Zeit. Sie haben jederzeit die Möglichkeit, zum gewöhnlichen Bewußtsein zurückzukehren, indem Sie einfach die Augen öffnen und vollständig ausatmen. Sie können sich aber ebenso dafür entscheiden, sich auf eine Entdeckungsreise in Ihre innere Welt zu begeben. Sie werden sich an alles, was für Sie aus dieser Übung wichtig ist, erinnern, und Sie werden voller Einsicht und Energie von dieser Reise zurückkehren. Sie können sich jederzeit bewegen und Ihre Haltung nach Bedürfnis verändern, indem Sie gähnen und sich strecken und so lange probieren, bis sich Ihr Körper wohl fühlt.

Beginnen Sie nun damit, daß Sie sich die Augenblicke Ihrer Vergangenheit vergegenwärtigen, die Ihnen besonders heilig sind. [Pause] Erinnern Sie sich an einen Augenblick gemeinsam empfundener Liebe. [Pause] Rufen Sie sich die Empfindungen beim Anblick eines neugeborenen Kindes in Erinnerung; [Pause] den Moment der Ergriffenheit beim Anblick eines Sonnenuntergangs, eines Wasserfalls oder einer Meeresküste; [Pause] das Erlebnis, wahrhaft inspirierende Musik zu hören; [Pause] ein großartiges Kunstwerk zu sehen; [Pause] den Durchbruch Ihrer eigenen Kreativität; [Pause] den Aufenthalt in einer ehrfurchtgebietenden Kathedrale oder an einem anderen Ort der Anbetung. [Pause] Konzentrieren Sie sich auf ein Erlebnis, das Sie ganz besonders beflügelt hat. [Pause] Lassen Sie die Erinnerung lebendig werden. [Pause] Durchleben Sie es noch einmal mit allen Ihren Sinnen. Atmen Sie in dieses Bild hinein, [Pause] in die Geräusche, [Pause], die Empfindungen. [Pause] Sie können ganz in dieser Erinnerung aufgehen. [20 Sekunden Pause] Sie werden mich jetzt gleich zählen hören, von eins bis sieben. Wenn Sie die Zahl Sieben hören, werden Sie vollständig entspannt sein und tief zum Erleben heiliger Zeit vorgedrungen sein.

Eins. Während Sie die Empfindung dieser Erfahrung genießen, massiert die heilende Hand vorsichtig Ihren Rücken,

Ihre Schultern und den Nacken. Sie seufzen vor Zufriedenheit.
Zwei. Die heilende Hand bewegt sich zu Ihrem Gesicht, massiert Ihre Stirn, die Augen, Wangen, Kopfhaut, den Mund und den Kiefer. Jeder Atemzug weitet Ihr Bewußtsein. Ohne äußeren Druck kann Ihr Empfinden der heiligen Zeit immer tiefer werden.
Drei. Die Muskeln und Gelenke Ihrer Arme und Beine werden durch die Berührung der heilenden Hand erfrischt und verjüngt. Sie atmen vollständig aus und fühlen sich von Grund auf lebendig und entspannt.
Vier. Die heilende Hand findet verwundete oder erschöpfte Stellen in der Körpermitte und pflegt sie mit zarter Berührung. Ihre Atmung ist tief und angenehm.
Fünf. Die heilende Hand fährt fort, Ihre Schmerzen aufzuheben, während Sie Ihre ganze Müdigkeit, Ihre Verletzungen und verlorenen Hoffnungen mit dem Ausatmen loslassen.
Sechs. Im Zustand völliger Entspannung bemerken Sie ein angenehmes Prickeln auf Ihrer Haut. Sie lächeln und empfinden tiefen Frieden.
Sieben. Ihr Herz ist offen. Sie gehen in angenehmen, warmen Empfindungen auf. Ihr Atmen füllt den Augenblick. Sie befinden sich in heiliger Zeit. [20 Sekunden Pause]
Atmen Sie weiterhin tief, beobachten Sie, wie Ihr Atem steigt und fällt. [Pause] Ihr Geist ist völlig klar, und Sie genießen das außerordentliche Bewußtsein dieses Augenblicks. [60 Sekunden Pause]
Aus diesem Zustand erhöhter Aufmerksamkeit heraus gelangen Sie zu einem Gefühl inneren Friedens gegenüber dem Leben und dem Tod. Sie können nun fühlen, wie Sie in der Zeit voranschreiten und sich dem Zeitpunkt Ihres Todes nähern. In dieser Szene herrscht genau die Atmosphäre, die Sie sich für Ihre letzte Stunde auf der Erde wünschen würden. [Pause] Stellen Sie sich jetzt in dieser Situation vor. [Pause] Während Sie die Szene in sich aufnehmen, können Sie sich selbst und andere Anwesende ganz lebendig darin wieder-

finden. Die Menschen verhalten sich untereinander und Ihnen gegenüber genau so, wie Sie es sich wünschen würden. [Pause] Sie beginnen sich eine Zeremonie oder ein Ritual vorzustellen, das dazu beiträgt, eine gehobene Stimmung zu erreichen oder aufrechtzuerhalten. Dieses Ritual kann von Ihnen alleine oder gemeinsam mit anderen durchgeführt werden. [Pause] In der folgenden Zeit der Stille werden Sie diese gesamte Zeremonie erleben. [45 Sekunden Pause]

Während der Moment des Todes näherrückt, stimmen Sie Ihren Todesgesang an. Beginnen Sie jetzt zu singen, und fahren Sie damit fort, während Sie sich vorstellen, wie Ihr Bewußtsein Ihren Körper verläßt. Lassen Sie Ihren Todesgesang in Ihrer Phantasie zur Brücke werden, über die Sie aus Ihrem Körper hinaus in einen Raum gelangen, von dem aus Sie Ihr Begräbnis oder Ihre Trauerfeier beobachten können. Erreichen Sie nun langsam diesen Raum. [Pause] Von hier aus können Sie jetzt in Ihrer Vorstellung Ihr Begräbnis oder Ihre Trauerfeier sehen. Wieder ist es so, daß die Atmosphäre genau dem entspricht, wie Sie es sich wünschen.

Nehmen Sie die Szene in sich auf, schauen Sie sich um, wer alles da ist. [Pause] Gleich wird Ihr Nachruf zu hören sein. Schauen Sie sich den Redner an. Hören Sie die Ansprache in der nun folgenden Stille. [30 Sekunden Pause]

Aus Ihrer bevorzugten Perspektive heraus erkennen Sie nun, daß Sie in Ihren Körper zurückkehren und Ihr Leben fortsetzen werden. [Pause] Überlegen Sie, was Sie an Ihrem Leben verändern möchten. [Pause] Welche Einsichten, die Sie aus diesem einzigartigen Blickwinkel gewonnen haben, möchten Sie mit sich zurücknehmen? [20 Sekunden Pause]

Nun ist der Moment gekommen, wieder in Ihren Körper zurückzukehren. [Pause] Sie kehren ganz zu Ihrem normalen Körperempfinden zurück, Sie spüren Ihren Atem, spüren das Gewicht Ihres Körpers, spüren Ihre Hände und Füße und Ihren Nacken. [Pause] Sie sind vollständig in Ihr derzeitiges Lebensalter zurückgekehrt.

Sie sind nun wieder in Ihrem Körper, mit einem Gefühl des Friedens, und machen sich bereit, in Ihrem Bewußtsein in diesen Raum zurückzukommen. Sie werden von sieben zurück bis eins zählen, und Sie werden sich an alles erinnern können, was Sie brauchen. Wenn Sie die Zahl Eins hören, werden Sie sich wach fühlen, entspannt und erfrischt, so, als erwachten Sie aus einem wunderbaren kurzen Schlaf. Sieben: Sie atmen tief durch. [Pause]. Sechs: Sie bewegen Ihre Zehen und spüren, wie das Blut sie durchströmt. [Pause] Fünf: Sie bewegen Ihre Finger. [Pause] Vier: Sie strecken Ihre Schultern, Nacken und Ihre Gesichtsmuskeln. [Pause] Drei: Sie atmen tief durch und lächeln, während Sie in die Gegenwart zurückkehren. [Pause] Zwei: Sie richten Ihre Aufmerksamkeit auf diesen Raum zurück. [Pause] Und eins: Sie öffnen Ihre Augen, fühlen sich erfrischt und zuversichtlich und können sich mit neuer Kraft und schöpferisch den Anforderungen des Tages stellen.

Beschreiben Sie in Ihrem Notizbuch die Zeremonie oder das Ritual, das Sie sich für Ihre letzte Stunde wünschen, die Art von Begräbnis oder Trauerfeier, die Sie in Ihrer Vision erlebt haben, die Grabrede, die für Sie gehalten wurde, und die Einsichten oder Absichten, die Sie aus dieser Erfahrung mitnehmen. Wenn Sie diesen Abschnitt Ihres Notizbuchs beenden, stellen Sie sich darauf ein, eine Grabinschrift zu formulieren. Schreiben Sie diese als Schlußwort in Ihr Notizbuch. Wenn Sie Ihren Nächsten Anweisungen geben möchten, wie Ihre letzte Stunde, Ihr Begräbnis, Ihre Trauerfeier oder Ihre Grabinschrift aussehen sollen, überlegen Sie sich, in welcher Form Sie dies weitergeben wollen. Mehr und mehr Menschen wünschen sich etwa, daß nach ihrem Tod Verse aus modernisierten Bearbeitungen des *Tibetischen Totenbuchs*, wie zum Beispiel aus Sogyal Rinpochs *Tibetischem Buch vom Leben und vom Sterben*[3] und Golds *American Book of the Dead*[4], für sie gelesen werden sollen.

»Zuerst gibt es eine Totenwache. Die Totenwache ist eine Zeit der Erinnerung, des Festmahls, eine Zeit der Katharsis und der Zusammenschau der Erfahrungen aus einem vollendeten Leben. Ich habe in meinem Buch *Blind Raftery* festgehalten, wie das aussehen soll:
›Für meine Totenwache sollt Ihr die Nachbarn sieben Nächte lang in Folge versammeln. Jeden Abend werdet Ihr sieben Lieder der Erinnerung singen, sieben verschiedene Kuchen essen, mit sieben Gläsern des guten Gebräus auf meine gesegnete Erinnerung anstoßen, und Ihr werdet Euch sieben Geschichten erzählen, die meine Charaktereigenschaften in ein gutes Licht stellen. Sieben alte Weiber werden weinen und klagen, so als ob alle ihre Söhne ins Exil zu gehen hätten. Sieben Dudelsackspieler werden aufspielen und die Luft mit schmerzlichen Melodien peinigen, bis alle Anwesenden genug von dem Gebräu getrunken haben, des Jammerns müde geworden sind und nach Seemannsmelodien und -tänzen verlangen. Die ganze Zeit über werden die Fiedler auf einer Seite beieinander stehen und die Lieder spielen, die jeweils zu den Geschichten passen, so daß alle über diese Totenwache der *Blind Raftery* erstaunt sein werden und sich meiner Taten erinnern, mindestens so lange, bis sie selbst unter die Erde kommen. Am Ende der siebten Nacht werden alle Anwesenden die Hand auf meine Geige legen und eine ganze Weile mit geneigtem Kopf lauschen. Ich werde eine Melodie vom Himmel herunter spielen – oder von wo immer ich mich auch befinden werde – , die einen ganz eigenen Segen auf sie übertragen wird.‹
Ich habe nichts dagegen, wenn Einzelheiten den Umständen entsprechend abgeändert werden, aber es werden *keine* steifen Anstandsregeln gelten, alle sollen Spaß haben, und für Harmonie soll gesorgt sein. Ich möchte, daß meine Kinder, die nun erwachsen und selbständig sind, einander lieben und das Gute im anderen sehen.

Pflanzt mich tief in die Erde hinein, mitten in unserem Land. Setzt in allen vier Himmelsrichtungen einen Redwoodbaum, im Abstand von höchstens zehn Metern zu der Stelle, an der sich meine irdischen Überreste auflösen. Ich hätte gerne Farne, ganz viele Frühlingsblumen, Fliederbäume und die Lieblingspflanzen meiner engsten Freunde und Verwandten um mich herum. Ich möchte ein Steingebilde, das wie die Dolmen in Irland aufgebaut ist und mit Glocken, mit Prismen, mit leuchtenden Bändern, mit Ampeln, in denen Salbei und Lavendel verbrannt werden können, und mit anderen schönen, feierlichen Gegenständen behängt ist. Ich hätte gerne einen geschützten Platz, so etwas wie eine Gartenlaube ganz in der Nähe. Es sollte ein wettergeschützter Ort zum Schlafen, für die Liebe oder auch für stille Zeiten der Kontemplation sein. Ein gewundener Pfad mit gemütlichen Sitzen in einladenden Nischen würde mir gefallen. Rund um das Ganze soll kein Zaun sein, aber eine Hecke aus Sträuchern wäre schön, von deren Früchten sich die Vögel und das Wild ernähren.«
Und das war Pegs Grabinschrift:

Höre mich im Wind.
Spüre mich im Fluß.
Berühre mich im Farn.
Schmecke mich in den Brombeeren.
Erkenne mich im Wandel der Jahreszeiten.
Genieße den Augenblick
Und erinnere dich meiner mit einem Lächeln.

Roberts Todeszeremonie

»Zuerst sah ich die Feier mit Dawn vor mir, so wie ich sie in meiner Todesfabel beschrieben habe, mit dem Unterschied, daß wir an einem sonnigen Tag draußen waren. Sie trug ein fließendes Kleid aus lilafarbenem Samt. Ich war in ein weites, weißes Gewand gehüllt und lag auf einer Decke, umgeben von Gras und Bäumen. Der eindrucksvollste Teil meiner Vision bestand darin, daß wir unsere Todesgesänge anstimmten und zweistimmig sangen, mit den Augen und Herzen zutiefst verbunden. Ich hatte die Gewißheit, daß unsere Herzen noch lange verbunden bleiben würden, auch wenn wir einander aus den Augen verloren hätten.

Wieder fiel es mir schwer, mir meine Trauerfeier vorzustellen, weil ich denke, es müßte erst noch so viel bis dahin passieren. Aber ich zwang mich dazu, mich in die Situation hineinzuversetzen: Es ist ein warmer Tag an der Küste von Oregon. Der Ort, den ich mir vorstelle, ist zwei Stunden von unserem Haus entfernt. Ich bin jetzt schon seit drei Tagen tot und habe von hier oben voller Mitgefühl und Liebe zugeschaut, wie verschiedene Menschen auf die Nachricht meines Todes reagiert haben. Nun bin ich bereit für die Zeremonie des heutigen Tages, denn ich spüre, daß es an der Zeit ist, weiterzugehen. Dawn trägt meine Asche in einem Gefäß aus Porzellan, die ein guter Freund vor Jahren für uns hergestellt hat. Dawn wird das Gefäß behalten. Die Asche wird unter einer mächtigen Fichte begraben werden, an einer Stelle, von der aus wir Seeadler auf den hohen Klippen an der Küste landen sahen. Ein Pokal, gefüllt mit meinem kostbaren Mt. Eden Cabernet Sauvignon aus dem Jahr 1974 wird im Kreise meiner anwesenden Verwandten und nahen Freunde, etwa 20 an der Zahl, herumgereicht. Jeder, dem der Pokal gereicht wird, läßt Erinnerungen an mich lebendig werden.

Es erfüllt mich mit Freude, daß sie alle so gut von mir sprechen. Ich freue mich, daß meine Freunde in ihren Erinnerungen meinen Humor, mein Mitgefühl und meine Intelligenz hervorheben. Und ich spüre meine Liebe für jeden einzelnen in einer solchen Klarheit, daß mir wünsche, ich hätte dies dort unten auf der Erde zum Ausdruck bringen können. Vielleicht kann ich es ja noch. Ich schätze auch die Rolle, die jeder von ihnen in meinem Leben gespielt hat. Ich sende meine Segenswünsche zu ihnen hinunter, während sie von dem Pokal trinken. Ich weiß, daß sie mich vermissen werden, aber ich weiß auch, daß ich mein Leben gelebt und genossen habe. In den Stamm der Fichte geschnitzt ist eine Art Nachruf, der aus meinem Todesgesang entstanden ist: ›Siehe – der zeitlose Raum, der den Tod überwindet!‹«

Persönliches Ritual Nr. 18:

Ein »gutes Verhältnis« zum Tod und zum Leben

Sie sind nun fast am Ende dieses Programms zur Auseinandersetzung mit dem Tod angekommen, das Sie ermutigen sollte, Ihr Herz der Realität des Todes zu öffnen und damit ein besseres Verständnis für die Grundlage Ihres Lebens zu erhalten. Wir glauben, daß eine solche Offenheit und ein solches Verständnis elementar sind, um ein »gutes Verhältnis« zum Tod aufrechtzuerhalten. Dieses Programm bot Ihnen einen Weg, um ein solches Verhältnis zu entwickeln. Der Prozeß als solcher erstreckt sich über das ganze Leben. Ein gutes Verhältnis zum Tod führt umgekehrt zu einem guten Verhältnis zum Leben. Wenn Sie neue Erfahrungen machen und zu neuen Erkenntnissen kommen, dann werden von Zeit zu Zeit Themen, mit denen Sie sich jetzt beschäftigt haben, wieder neu in Ihr Bewußtsein treten. Die Techniken, die Sie eingesetzt haben, können Sie sich immer wieder nutzbar machen, und die Prinzipien, die Sie sich angeeignet haben, können auch auf neue Themen übertragen werden.
Dieser Leitfaden mit seiner Schritt-für-Schritt-Anleitung hat Sie nun so weit auf Ihrer Reise in Richtung auf ein bereicherteres Verhältnis zum Tod – und somit zum Leben – begleitet, wie es ihm möglich war. Nun liegt es an Ihnen, die nächsten Schritte einzuleiten. Im anschließenden letzten Ritual werden

Sie sich selbst verpflichten, daran zu arbeiten, dieses »gute Verhältnis« weiter zu festigen. Einige Möglichkeiten wurden vielleicht während der Arbeit mit diesem Buch sichtbar. Es mag ein Ritual sein, das Sie gern wiederholen möchten, oder ein schwieriges Thema, dem Sie sich noch weiter widmen wollen. Vielleicht möchten Sie Ihre Umgebung empfänglicher werden lassen oder Ihren Tagesablauf in einer Weise verändern, die es besser erlaubt, den Einsichten Ihrer neuen Mythologie zu folgen. Es könnte nötig sein, daß Sie Ihre Absicht klar zum Ausdruck bringen, sich den Raum für Ihre weitere innere Auseinandersetzung und Entdeckungsreise freizuhalten. Früher wurde durch den Sabbat und andere heilige Tage sichergestellt, daß bestimmte Zeiten der Pflege der eigenen spirituellen Bedürfnisse gewidmet wurden. Unsere Kultur hat im großen und ganzen aufgehört, solche Traditionen zu unterstützen, und so liegt es nun in der Verantwortung jedes einzelnen, Zeit und Raum für diese innere Arbeit zu schaffen.

Beginnen Sie dieses Ritual wieder mit Ihrem Trancetanz oder mit Ihrem Todesgesang, oder auch beiden. Gelangen Sie so zu einem Raum, in dem es möglich ist, daß Ihr tieferes Wissen zur Erweiterung der Erkenntnisse beiträgt. Stellen Sie aus diesem Bewußtseinszustand heraus die Frage, was Sie unternehmen könnten, um ein erfüllteres Verhältnis zum Leben und zum Tod zu erlangen. Nehmen Sie aus der Stille heraus wahr, welche Antworten aus Ihrem Inneren zutage treten.

Wenn Sie wieder zu Ihrem normalen Wachbewußtsein zurückgekehrt sind, beschreiben Sie in Ihrem Notizbuch, welche Handlungsmöglichkeiten Ihnen bewußt geworden sind. Ziehen Sie bei jeder einzelnen dieser Aktionen in Betracht, welches Ziel oder welche positive Absicht dadurch erreicht werden soll. Entscheiden Sie, ob die jeweilige Handlung der beste Weg ist, diese positive Absicht zu verwirklichen. Scheint dies nicht der Fall, dann ziehen Sie andere Möglichkeiten in Erwägung. Entscheiden Sie sich schließlich für eine oder zwei, vielleicht auch drei Aktionen, von denen Sie glauben, daß Sie von ihnen profitieren können. Legen Sie fest, wann, wo, wie und mit wem Sie diese Handlungen ausführen werden. Verpflichten Sie sich selbst, sie wirklich umzusetzen. Entscheiden Sie nach entsprechender Überlegung, welche Schritte zuerst unternommen werden müssen, und beschreiben Sie diese Schritte in Ihrem Notizbuch. Schließen Sie mit jemandem, der Ihnen nahesteht, einen Vertrag über die ersten Schritte. Versprechen Sie mündlich, welche Schritte Sie in dieser Woche durchführen werden. Am Ende der Woche treffen Sie sich dann mit Ihrem Partner, besprechen mit ihm, was im einzelnen geschehen ist. Sie können dann, wenn Sie es wünschen, einen Vertrag für die nächste Woche schließen, der sich danach richtet, was Sie bis dahin gelernt und erfahren haben und was Sie glauben, noch lernen zu müssen. Machen Sie aus diesen wöchentlichen Treffen ein Ritual – sorgen Sie für eine angenehme Atmosphäre, vielleicht bei einem guten Essen mit Kerzenlicht oder in der Natur. Verlängern und erneuern Sie Ihren Vertrag so lange, wie Sie es für nötig und sinnvoll halten.

Pegs Vertrag

»Mein Aufschrei ›Ich brauche mehr Zeit‹ und ›Ich war eine faule Schülerin: Zu viele Lektionen in Sachen Dankbarkeit, Geduld, Großzügigkeit, Ehre, Vergebung, Demut bleiben noch zu lernen‹ sind die Grundlagen meines Vertrags.

Meine Zeit ist wertvoll. Ich muß mit Bedacht und Einfühlung mit ihr umgehen, sie schützen und gleichzeitig großzügig sein. Ich muß meinen Körper gesund erhalten, wo ich doch vieles, was mir an genetischen Vorteilen gegeben war, durch leichtfertige Mißachtung des körperlichen Wohls vergeudet habe. Ich weiß, wie ich mir selber mehr Gutes tun kann, und ich werde mir Zeit dafür nehmen, um es auch wirklich besser als bisher zu tun.

Ich wage es nicht, mich sehr zu eilen, weil ich Angst habe vor mangelnder Geduld oder vor dem Druck, ja nichts zu

verpassen. Mit materiellen Dingen oder meiner Energie zu geizen führt zu nichts, aber ich muß es mit meinen Ressourcen auch nicht übertreiben. Ich verdiene es, einen guten Brocken meiner eigenen Zeit für mich selbst zu haben. Wenn ich meine Lektionen wirklich lernen will, kann ich nicht eine Art der Schlauheit zum Zug kommen lassen, die vom Haß inspiriert ist, und auch nicht der Selbstsucht nachgeben. Da wäre ich vor allem mir selbst gegenüber unehrlich. Mitgefühl darf nicht unterdrückt werden. Ich muß mich dem Schmerz anderer Menschen aussetzen, um mit liebevoller Güte erfüllt zu werden, was eine sehr freudige Erfahrung ist. Und Demut. Es ist zu einfach, dadurch als weise zu erscheinen und sich darin zu sonnen, daß andere mich brauchen – die Illusion zu hegen, daß ich nach diesem langen Leben alle Antworten kenne. Ich kenne einige *meiner* Antworten – gültig für jetzt. Aber der Hunger danach, geliebt zu werden, hat mich manchmal dazu verführt, mein eigenes Ich aufzublasen und mich in mancher Hinsicht für »besser« zu halten als andere. Ich muß aus dem Herzen heraus bescheiden sein, denn in meinem Herzen weiß ich, daß wir alle Teil eines Ganzen sind, und niemand bedeutender oder weniger wert ist als die anderen Teile.
In dieser Woche werde ich frischgepreßten Orangensaft trinken statt Wein. Ich werde wandern, anstatt im Sessel herumzuhängen. Ich werde einen Nachbarn umarmen, anstatt mich hinter meinen Büchern zu verschanzen. Ich werde ›danke‹ sagen statt ›ich will‹. Und ich werde jeden Tag schwimmen gehen. Ich werde mir täglich diese Worte vorsagen:

Heute ist ein guter Tag zum Sterben.
Die Sonne wird morgen aufgehen.
Heute ist ein guter Tag zum Sterben.
Der Fluß wird ewig fließen.
Heute ist ein guter Tag zum Sterben.
Ich folge meiner Glückseligkeit in die Erde.«

»Zunächst einmal werde ich mir etwas Zeit lassen, bevor ich mich in ein anderes Zweijahresprojekt stürze. Nachdem ich den Larson-Auftrag gerade zu Ende geführt habe, bleibt genug zu tun, ohne daß ich mich mit Leib und Seele für ein weiteres Projekt verpflichte, daß mich wieder völlig in Anspruch nimmt. Ich habe durchaus das Gefühl, mit solchen Projekten einen Beitrag für die Gemeinschaft zu leisten, und es gibt mir auch eine enorme ästhetische Befriedigung – aber es kostet mich so viel, was das bewußte Leben im Augenblick angeht. So wie es neulich in einem Cartoon ausgedrückt war, in dem ein Stier im Lotussitz und Guru-Look dargestellt ist, der bemerkt: ›Vergiß nicht, dir Zeit zu nehmen und die Rosen zu fressen.‹

Wenn ich all meine Pläne und Ideen im Zusammenhang mit meiner beschränkten Zeit auf diesem Planeten sehe, dann bekommen sie eine neue Bedeutung. Wenn ich nicht völlig darin aufgehe, meine Arbeit gut zu machen, dann fange ich an, mich leer zu fühlen und mir Sorgen zu machen. Ich habe die Absicht, mich nicht mit Arbeit vollzuladen und mich diesem Gefühl der Leere und Besorgnis einmal ganz direkt zu stellen. Schon jahrelang hat mich Dawn inständig gebeten, meine Prioritäten anders zu setzen. Ich werde ihr heute mitteilen, daß ich mich ab sofort zuerst mit ihr beraten werde, bevor ich irgendwelche neuen Großprojekte übernehme, und daß wir alles so lange besprechen werden, bis wir uns einig sind, was für mich und für uns am besten ist, und nicht nur für meine Karriere.

Ich werde die freigewordene Zeit und Energie sinnvoll nutzen. Ich habe Kurse im Meditieren belegt, aber ich meditiere nur selten. Ich liebe die Natur, verbringe aber nur wenig Zeit draußen. Ich würde jederzeit mit offenen Armen aufgenommen werden, wenn ich mich einfach zurücklehnen und mit den Kindern und Dawn spielen würde, aber ich bin immer zu beschäftigt. Ich will in Zukunft nicht mehr meine Zeit an solchen Aktivitäten einsparen, um sie für meine Karriere einzubringen, und genausowenig werde ich die freigewordene Zeit mit anderen Aktivitäten füllen, um dadurch wie in der Vergangenheit zu vermeiden, mich mit mir selbst auseinanderzusetzen. Ich brauche mir nur vor Augen zu halten, wie ich früher endlose Stunden damit verbracht habe, Computerprogramme auszutüfteln. Noch etwas, wozu ich mich verpflichten werde, auch wenn es mir wirklich angst macht: Ich werde einen Weg finden, wie ich mich auf die Suche nach einer Vision begeben kann, oder mich auf eine Herausforderung in der Natur einlassen, die mich meine Grenzen erfahren läßt. Ich habe Angst vor einer wahren Begegnung mit ›Tod und Wiedergeburt‹, aber ich weiß keinen besseren Weg, bei der Suche nach meiner wahren Identität voranzukommen.«

Indem Sie mit sich selbst diesen Vertrag schließen und damit beginnen, ihn zu erfüllen, bringen Sie Ihre neue Todesmythologie in Ihr Leben ein und können zunehmend klarer entdecken, wie sehr Ihr Wissen um den Tod einen positiven Einfluß haben kann. Elisabeth Kübler-Ross schrieb: »Wer genug Kraft und Liebe empfindet, um bei dem Kranken zu sitzen in dem Schweigen, das über Worte hinausgeht, weiß, daß der Augenblick nicht peinlich oder erschreckend ist, sondern einfach ein friedliches Aufhören der körperlichen Funktionen ... Der Anblick eines friedlich sterbenden Menschen erinnert an einen fallenden Stern.[5] Wir hoffen, daß dieses Programm Ihnen zu einem tieferen Gefühl des Friedens Ihrer Sterblichkeit gegenüber verholfen hat, daß es Ihnen den Weg zu einem Verhältnis zum Tod aufgezeigt hat, welches Ihr Leben mit neuem Sinn und neuer Lebendigkeit erfüllt hat, und daß es Ihnen gezeigt hat, wie Sie individuell und in der Gemeinschaft mit anderen Rituale schaffen können, die zu Ressourcen werden, auf die Sie persönlich und die geliebten Menschen um Sie herum zurückgreifen können, wenn der Schatten, den wir Tod nennen, eines Tages in Ihr Leben tritt.

Anmerkungen

Vorwort

1. Stanislav und Christina Grof: *Jenseits des Todes. An den Toren des Bewußtseins,* München: Kösel 1984, S. 7
2. Elisabeth Kübler-Ross: *Reif werden zum Tode,* Gütersloh: Gütersloher Verlagshaus 6. Aufl. 1989, S. 33

Einleitung

1. Sogyal Rinpoche: *Das tibetische Buch vom Leben und vom Sterben,* München: O.W. Barth 1993, S. 26
2. Edward Hoffman: *The Right to Be Human: A Biography of Abraham Maslow,* Los Angeles: Tarcher 1988, S. 325
3. Irvin D. Yalom: *Existentielle Psychotherapie,* Köln: Edition Humanistische Psychologie 1989
4. Aus: Nanci Shandera: »Midwifing Death: An Alternative Method of Working with Death and Dying«, in: *Shaman's Drum* 14, 1988, S. 21
5. Ernest Becker: *Dynamik des Todes: Die Überwindung der Todesfurcht – Ursprung der Kultur,* Freiburg: Walter 1976
6. Marcel Proust: *Remembrance of Things Past,* New York: Random House 1982
7. Zur weiteren Diskussion des mythologischen Dilemmas des zeitgenössischen Menschen wird auf den Epilog in David Feinstein und Stanley Krippner: *Persönliche Mythologie. Die psychologische Entwicklung des Selbst,* Basel: Sphinx 1987, hingewiesen.
8. Onno van der Hart: *Abschiednehmen. Abschiedsrituale in der Psychotherapie,* München: Pfeiffer 1982; Gene Combs und Jill Freedman: *Symbol, Story, and Ceremony: Using Metaphor in Individual and Family Therapy,* New York: Norton 1990; Evan Imber-Black, Janine Roberts und Richard Whiting (Hrsg.): *Rituale. Rituale in Familien und Familientherapie,* Heidelberg: Carl-Auer-Systeme, 2. Aufl. 1995

Der Ausgangspunkt:
Ihre inneren Bilder vom Tod und seiner Bedeutung

1. David Feinstein: »Persönliche Todesmythen und ihre Evolution«, in: Gary Doore (Hrsg.): *Gibt es ein Leben nach dem Tod? Neue Antworten auf alte Fragen von Stanislav Grof, Stanley Krippner, Sogyal Rinpoche, Rupert Sheldrake, Ken Wilber u.a.*, München: Kösel 1994, S. 237-248

Die erste Stufe:
Das Gebäude der Todesverleugnung wird erschüttert

1. Ernest Becker, a.a.O., S. 44
2. Irvin Yalom, a.a.O., S. 97-129
3. Ebd., S. 115
4. Ebd., S. 138
5. Ebd., S. 42
6. Ebd., S. 198
7. Ebd., S. 200

Die zweite Stufe:
Transzendierung der Todesangst

1. Ken Wilber: *Halbzeit der Evolution: Der Mensch auf dem Weg vom animalischen zum kosmischen Bewußtsein. Eine interdisziplinäre Darstellung der Entwicklung des menschlichen Geistes,* Bern: Scherz 1987, S. 8
2. Robert Jay Lifton: *Der Verlust des Todes. Über die Sterblichkeit des Menschen und die Fortdauer des Lebens,* München: Hanser 1986, S. 30
3. Ebd., S. 34
4. Ebd., S. 32 f.
5. Ebd., S. 37 f.
6. William James: *Die Vielfalt der religiösen Erfahrung,* Frankfurt: Insel 1996

7. Irvin Yalom, a.a.O., S. 226
8. Ebd., S. 235
9. Ebd., S. 60
10. Ebd., S. 228 f.
11. Ebd., S. 253
12. Ebd.
13. Ebd.
14. Mircea Eliade: *Das Heilige und das Profane. Vom Wesen des Religiösen,* Frankfurt: Suhrkamp 1990

Die dritte Stufe:
Ein Aufeinandertreffen von Todesangst und der Hoffnung auf Transzendierung des Todes

1. Ernest Becker: *Escape from Evil,* New York: Free Press 1975, S. 31
2. Raymond A. Moody: *Leben nach dem Tod,* Reinbek: Rowohlt 1977; Kenneth Ring: *Den Tod erfahren – das Leben gewinnen. Erkenntnisse und Erfahrungen von Menschen, die an der Schwelle des Todes gestanden und überlebt haben,* Bern: Scherz 1986, und Bergisch-Gladbach: Gustav Lübbe 1988
3. Stanislav und Christina Grof, a.a.O., S. 6
4. Aldous Huxley: *The Perennial Philosophy,* New York: Harper & Row 1970, S. vii
5. Kenneth Ring, a.a.O.
6. Philip Shaver: »Consciousness Without the Body«, Besprechung von *Flight of Mind: A Psychological Study of the Out-of-Body Experience* und *Heading Toward Omega: In Search of the Meaning of the Near-Death Experience,* Contemporary Psychology 31, 1986, S. 646 f.
7. Roger Woolger: *Other Lives, Other Selves: A Jungian Psychotherapist Discovers Past Lives,* New York: Doubleday 1987
8. Jan Stevenson: *Reinkarnation – Kinder erinnern sich an frühere Erdenleben,* Grafing: Aquamarin 1989
9. Philip Shaver, a.a.O., S. 647

Die vierte Stufe:
Entwicklung einer neuen Mythologie des Todes

1. Stephen Levine: *Wer stirbt? Wege durch den Tod,* Bielefeld: Context 1991, S. 261
2. Ebd., S. 45 f.
3. Ebd., S. 44
4. Ebd.
5. William Irwin Thompson: *Am Tor der Zukunft: Raumzeitpassagen in einer Studie über die neue planetare Kultur,* Freiburg: Aurum 1975, S. 174
6. Dieser Fall wurde erstmals in David Feinstein und Stanley Krippner (a.a.O.) vorgestellt.

Die fünfte Stufe:
Neue Todesmythologie und Lebensgestaltung

1. Diese Praktiken wurden von Rabbi Aryeh Hirshfield aus Ashland, Oregon, einfühlsam erklärt, und seine Erkenntnisse werden dankbar gewürdigt.
2. Viele dieser Themen werden in einem wertvollen kleinen Buch von Danielle Light mit dem Titel *Remembering Me: A Journal for You and Your Loved Ones* angesprochen; es ist erhältlich durch Mt. Shasta Publications, P.O. Box 436, Mt. Shasta, CA 96067, USA.
3. Sogyal Rinpoche: *Das tibetische Buch vom Leben und vom Sterben. Befreit leben im Bewußtsein der eigenen Vergänglichkeit,* München/Bern: O.W. Barth 1993
4. Eugene J. Gold: *American Book of the Dead,* 6th ed., Nevada City, CA: Gateways 1991
5. Elisabeth Kübler-Ross: *Interviews mit Sterbenden,* Gütersloh: Gütersloher Verlagshaus, 17. Aufl. 1996, S. 156

Empfohlene Literatur

Adler, C.S., Stanford, G., und Adler, S.M. (Hrsg.): *We Are But a Moment's Sunlight: Understanding Death,* New York: Pocket Books 1976

Ashcroft-Nowicki, Dolores: *New Book of the Dead,* London: Aquarian 1992

Beck, R. und Metrick, S.B.: *The Art of Ritual,* Berkeley, CA: Celestial Arts 1990

Becker, Ernest: *Dynamik des Todes: Die Überwindung der Todesfurcht – Ursprung der Kultur,* Freiburg: Walter 1976

Bertman, Sandra L.: *Facing Death: Images, Insights, and Interventions,* Washington, D.C.: Hemisphere 1991

Biesser, A.R.: *A Graceful Passage,* Garden City, NY: Doubleday 1990

Boerstler, R.W.: *Letting Go: A Holistic and Meditative Approach to Living and Dying,* South Yarmouth, MA: Associates in Thanatology 1991

Boulden, J.: *Life Before Death Workbook,* Santa Rosa, CA: Boulden 1991

Buckman, Robert: *Was wir für Sterbende tun können. Praktische Ratschläge für Angehörige und Freunde,* Zürich: Kreuz 1990

Bugental, J.F.T.: »Confronting the Existential Meaning of ›My Death‹ Through Group Exercises«, in: *Interpersonal Development* 4 (1974), S. 148-163

Cahill, S. und Halpern, J.: *The Ceremonial Circle,* San Francisco: HarperSanFrancisco 1990

Callanan, Magie und Kelley, Patricia: *Mit Würde aus dem Leben gehen. Ein Ratgeber für die Begleitung Sterbender,* München: Droemer Knaur 1993

Carlson, G.: *Caring for Your Own Dead,* Hinesburg, VT: Upper Access 1987

Doore, Gary (Hrsg.): *Gibt es ein Leben nach dem Tod? Neue Antworten auf alte Fragen von Stanislav Grof, Stanley Krippner, Sogyal Rinpoche, Rupert Sheldrake, Ken Wilber u.a.,* München: Kösel 1994

Duda, Deborah: *Für Dich da sein, wenn Du stirbst. Vorschläge für die Betreuung,* München: Hugendubel 4. Aufl. 1993
Feifel, H.: *New Meanings of Death,* New York: McGraw-Hill 1977
Feinstein, David: »Psychological Interventions in the Treatment of Cancer«, in: *Clinical Psychology Review* 3 (1983), S. 1-14
Feinstein, David und Krippner, Stanley: *Persönliche Mythologie. Die psychologische Entwicklung des Selbst,* Basel: Sphinx 1987
Fortunato, J.E.: *AIDS: The Spiritual Dilemma,* San Francisco: Harper & Row 1987
Garret-Garrison, J.G. und Shepherd, S.: *Cancer and Hope,* Minneapolis: CompCare 1989
Gold, Eugene J.: *American Book of the Dead,* 6th ed., Nevada City, CA: Gateways 1991
Greyson, B.: »Near-Death Experiences and Attempted Suicide«, in: *Suicide and Life-Threatening Behavior* 11 (1981), S. 17-21
Grof, Stanislav und Christina: *Jenseits des Todes. An den Toren des Bewußtseins,* München: Kösel 1984
Grof, Stanislav und Halifax, Joan: *Die Begegnung mit dem Tod,* Stuttgart: Klett-Cotta, 2. Aufl. 1992
Grollman, Earl A.: *Concerning Death: A Practical Guide for the Living,* Boston: Beacon Press 1974
Ders.: *Mit Kindern über den Tod sprechen. Ein Ratgeber für Eltern,* Konstanz: Christliche Verlagsanstalt 1991
Grosso, M.: *The Final Choice,* Walpole, NH: Stillpoint Press 1985
Imber-Black, Evan und Roberts, Janine: *Rituals for Our Times: Celebrating, Healing, and Changing Our Lives and Our Relationships,* New York: HarperCollins 1992
Jevine, R.F. und Levitan, A.: *No Time for Nonsense: Self-Help for the Seriously Ill,* San Diego: LuraMedia 1989
Johnson, C. und McGee, M.G. (Hrsg.): *How Different Religions View Death and Afterlife,* Seattle: Charles 1991
Kapleau, P.: *The Wheel of Life and Death: A Practical and Spiritual Guide,* Garden City, NY: Doubleday 1989
Kramer, K.P.: *Sacred Art of Dying: How World Religions Understand Death,* Mahwah, NJ: Paulist Press 1988
Kübler-Ross, Elisabeth: *Interviews mit Sterbenden,* Gütersloh: Gütersloher Verlagshaus, 17. Aufl. 1996
Dies.: *Leben bis wir Abschied nehmen,* Gütersloh: Gütersloher Verlagshaus, 3. Aufl. 1991

Dies. (Hrsg.): *Reif werden zum Tode,* Gütersloh: Gütersloher Verlagshaus, 6. Aufl. 1989

LeShan, Lawrence: *Diagnose Krebs. Wendepunkt und Neubeginn. Ein Handbuch für Menschen, die an Krebs leiden, für ihre Familien und für ihre Ärzte und Therapeuten,* Stuttgart: Klett-Cotta, 2. Aufl.1993

Levine, Stephen: *Healing into Life and Death,* Garden City, NY: Doubleday 1987

Ders.: *Meetings at the Edge,* Garden City, NY: Doubleday 1984

Ders.: *Wer stirbt? Wege durch den Tod,* Bielefeld: Context 1991

Lifton, Robert Jay: *Der Verlust des Todes. Über die Sterblichkeit des Menschen und die Fortdauer des Lebens,* München: Hanser 1986

Light, D.: *Remembering Me: A Journal for You and Your Loved Ones,* Mount Shasta, CA: Mt. Shasta Publications 1986

Moody, Raymond A.: *Leben nach dem Tod,* Reinbek: Rowohlt 1977

Ders.: *The Light Beyond,* New York: Bantam 1989

Morgan, E.: *Dealing Creatively with Death: A Manual of Death Education and Simple Burial,* 11th ed., Burnsville, NC: Celo 1988

Outerbridge, D. und Hersh, A.: *Easing the Passage,* New York: HarperCollins 1991

Peacock, V.: *Family Heritage Workbook,* 2nd ed., Missoula, MT: ScribeWrite 1982

Ring, Kenneth: *Den Tod erfahren – das Leben gewinnen. Erkenntnisse und Erfahrungen von Menschen, die an der Schwelle des Todes gestanden und überlebt haben,* Bern: Scherz 1986, und Bergisch Gladbach: Gustav Lübbe 1988

Rinpoche, Sogyal: *Das tibetische Buch vom Leben und vom Sterben,* München/Bern: O.W. Barth 1993

Rosen, E.J.: *Families Facing Death,* New York: Free Press 1990

Roth, D. und LeVier, E.: *Being Human in the Face of Death,* Santa Monica, CA: IBS Press 1990

Rowe, D.: *The Construction of Life and Death,* New York: Wiley 1982

Ruitenbeek, H.M. (Hrsg.): *Death: Interpretations,* New York: Delta 1969

Schneidman, E.: *Voices of Death,* New York: Harper & Row 1980

Simpson, M.A.: *The Facts of Death: A Complete Guide for Being Prepared,* Englewood Cliffs, NJ: Prentice-Hall 1979

Sublette, K. und Flagg, M.: *Final Celebrations: A Personal and Family Funeral Planning Guide,* San Bernardino, CA: Borgo 1992
Tada, J.E.: *When Is It Right to Die?* San Francisco: HarperSanFrancisco 1992
Tatelbaum, J.: *The Courage to Grieve,* New York: Harper & Row 1980
van der Hart, O. (Hrsg.): *Coping with Loss: The Therapeutic Use of Leave-Taking Rituals,* New York: Irvington 1988
Wass, H., Berardo, F.M. und Neimeyer, R.A. (Hrsg.): *Dying: Facing the Facts,* 2nd ed., Washington, DC: Hemisphere/Harper & Row 1988
Welch, I.D., Smart, D.W. und Zawistoski, R.I.: *Encountering Death: Structured Activities for Death Awareness,* Muncie, in: Accelerated Development 1991
White, J.A.: *A Practical Guide to Death and Dying,* Wheaton, IL: Quest Books 1988
Yalom, Irvin D.: *Existentielle Psychotherapie,* Köln: Edition Humanistische Psychologie 1989

Register

Hinweis

Ergänzend zu diesem Buch ist ebenfalls im Kösel-Verlag, München, die gleichnamige CD *Zeit des Lebens – Zeit des Sterbens* erschienen. Sie enthält die sieben Rituale, die mit geleiteten Visualisierungen arbeiten und im Buch *kursiv* gedruckt sind. Die Arbeit in Selbsterfahrungsgruppen, vor allem aber auch das Selbststudium wird durch diese CD entscheidend unterstützt. Zusätzliche Entspannungshilfe und ein besseres Einstimmen auf die Visualisierungsarbeit leistet dabei die sanfte und einfühlsame Meditationsmusik des Komponisten und Musikers Christian Bühner.

Zu beziehen ist diese CD über den Buchhandel beziehungsweise direkt über den Kösel-Verlag:

Kösel-Verlag
Flüggenstr. 2
80639 München
Tel.: 089/17 801-0
Fax: 089/17 801-111

David Feinstein/Peg Elliott Mayo
Zeit des Lebens – Zeit des Sterbens
Rituale für den Umgang mit der eigenen Sterblichkeit
Titel-Nr. 3-466-45664-9